심장이
평생 건강을
좌우한다

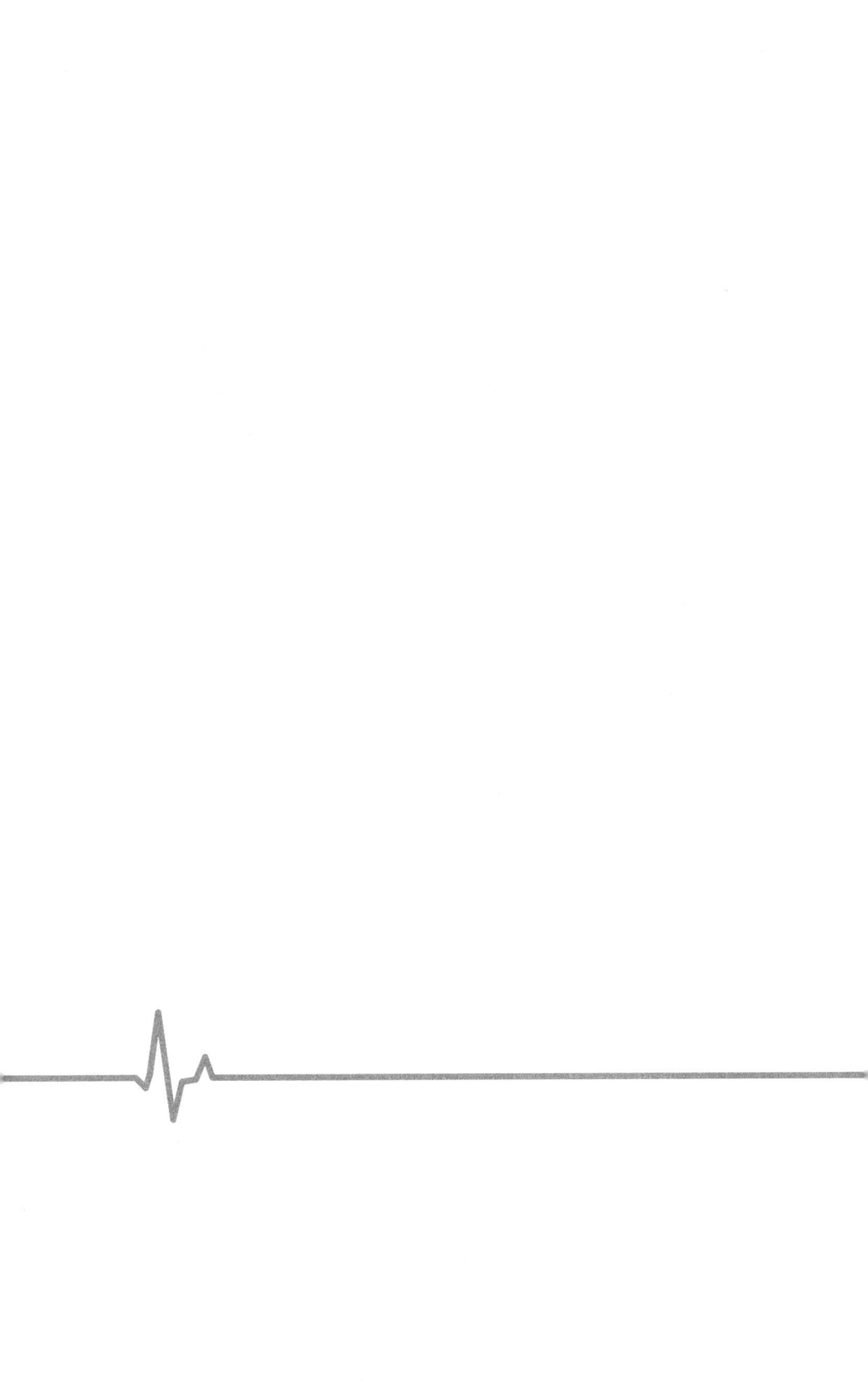

심장이
국내 최고 심장내과전문의 13인이 전하는 심혈관질환 예방부터 치료까지
평생 건강을 좌우한다

분당서울대학교병원 심장혈관센터장 최동주 외
국내 대표 심장내과전문의 12명 지음

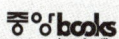

들어가며

우리 몸의 코어 기관,
심장부터 지켜라

주위에서 심장 질환으로 입원했다거나 사망했다는 사람들의 이야기를 많이 들어봤을 것이다. 그럴 때마다 '건강하던 사람이 왜 갑자기?'라는 생각이 들면서 '나도 가끔 가슴에 통증이 있는데…', '뒷목이 뻐근할 때도 있는데…' 등 내 심장은 괜찮은 건지 생각해보게 된다. 혹시 하는 마음에 무작정 건강 관련 서적이나 신문 기사, 인터넷 기사를 마구잡이로 뒤져보기도 했을 것이다.

건강 서적 코너를 보면 다이어트, 당뇨병, 각종 암 등에 관한 책이 참 많이도 나와 있다. 하지만 정작 심장 질환에 대해 제대로 다루고 있거나, 심장 건강에 대해 명쾌하게 해결책을 제시하는 책은 드물다. 신문 기사나 인터넷 기사를 검색해 봐도 별반 다르지 않다.

♡ 심장을 지켜야 평생 건강하다

심장은 우리 신체의 모든 기관을 움직이는 동력을 공급하는 기관이다. 머리끝부터 발끝까지 피를 돌게 하고, 몸에서 발생하는 노폐물을 걸러낸다. 심장이 멎는 순간 인간은 죽음을 맞이하며, 심장의 작용은 인간의 생명 유지와 직결돼 있다.

즉 심장은 우리 몸의 가장 중심이 되는 코어core 기관이라 볼 수 있다. 사람이 허리를 다치면 온몸을 쓸 수 없어 누워만 있는 것처럼, 심장 기능에 이상이 생기면 우리는 당장 일상생활에 어려움을 겪게 된다.

우리가 평소 가장 많이 보고 겪는 심장 질환은 관상동맥이 병들어 가면서 생기는 병으로 최근 증가하고 있다. 관상동맥은 심장에 산소와 영양분을 공급하는 '수도관'과 같은 혈관으로, 심장을 둘러싼 모양이 마치 왕관 같아서 이런 이름이 붙여졌다. 관상동맥이 병들어 내부가 좁아지면 산소와 영양분이 심장에 원활하게 공급되지 않아 몸에 이상 증상이 나타난다. 이런 경우 발생하는 질병을 허혈성 심장 질환이라고 한다. 허혈성 심장 질환은 중증도와 위급함에 따라 협심증, 불안정형 협심증, 심근경색 등으로 분류된다.

평소 건강해 보이던 사람이 갑자기 쓰러져 병원에 실려가 사망 선고를 받는 경우가 있는데 이는 대부분 심장 질환이 원인인 경우가 많다. 불안정한 심장박동으로 신체에 혈액 공급이 중단되면서 돌연사하는 경우도 있다. 돌연사의 가장 흔한 원인은 협심증과 심근경색 같은 허혈성 심장 질환이다.

협심증은 심장으로 가는 혈액이 부족하여 일시적으로 허혈 상태에 빠지는 것으로, 대부분 심한 가슴 통증을 호소한다. 심근경색은 관상동맥의 혈액 흐름이 30분 이상 완전히 차단된 상태로 혈액을 다시 흐르게 해도 심장근육이 이미 괴사되고 손상된 경우다. 이런 경우 가능한 한 빨리 관상동맥의 혈액 흐름을 회복시키는 치료를 해야 손상 부위를 최소한으로 줄일 수 있고, 돌연사, 심장기능상실 등의 불행한 결과를 막을 수 있다.

이처럼 심장 기능의 저하가 나타나면 생명에 위협을 받는 것은 물론, 그 치료도 수월하지가 않다. 그리고 한번 질환이 시작되면 대부분 진행이 되는 경우가 많으므로 가능한 한 그런 상황에 빠지지 않도록 해야 한다.

💚 치료보다 예방이 중요한 심혈관 질환

그동안 우리 몸을 관장하는 기관인 심장에 대해 어떻게 하면 대중들에게 좀 더 쉽게 전달할 수 있을까에 대한 고민이 많았다. 몸은 한번 망가지면 회복하는 데 시간이 걸리고 회복 속도는 나이 들수록 더 느려진다. 심장 건강도 마찬가지다. 심혈관에 문제가 생기면 꾸준한 치료를 통해 상태를 개선시킬 수는 있으나 완전한 회복은 어렵다. 그렇기 때문에 무엇보다 예방이 중요하다.

우리는 이 책을 통해 평소 심혈관 질환에 대해 막연히 생각해오고, 무엇보다 심장 질환을 예방하고 치료하려면 당장 무엇부터 실천해야 할지를 고민하는 사람들에게 조금이나마 쉬운 해결책을 주기 위해 많은 고민을 거듭했다.

우선 우리 몸의 핵심이 되는 심장의 기본적인 기능을 소개하고 많은 사람들이 평소 불필요하게 여기는 심장병 진단법에 대한 올바른 이해를 돕는 데 주안점을 뒀다. 특히 한국인이 가장 많이 겪는 심장 질환인 고혈압, 협심증, 심근경색, 심장기능상실에 대한 원인, 증상, 치료법 등을 상세하게 다뤘다. 물론 지면상의 이유로 모든 증상을 다루지는 못했으나 우리 주변에서 흔히 접할 수 있는 대표 증상 및 진단법에 대해 두루 다루었으니 도움이 될 것으로 기대한다. 또한 평소 심혈관 질환 환자들이 가장 궁금해했던 약물 치료와 가족력에 대해서도 설명했다.

마지막으로 우리 몸의 코어 기관인 심장을 평생 건강하게 유지하며 살 수 있는 생활 실천법을 소개한다. 만병의 근원인 스트레스 극복법부터 건강한 심장을 위한 구체적인 운동법, 올바른 성생활 등에 대해 다루었다.

평소 심장 질환에 대해 막연한 두려움을 가지고 있거나 실질적인 병명과 치료가 궁금했던 독자들에게 이 책이 작게나마 도움이 되었으면 하는 바람이다. 물론 구체적인 치료법은 반드시 주치의와의 상담과 처방을 통해 이루어져야 할 것이다.

부디 이 책을 통해 지금껏 독자들이 오해하고 있었던 심혈관 질환에 대한 정보를 바로잡고, 평생 건강한 심장으로, 건강한 삶을 영위하기를 바란다.

필진 일동

차례

들어가며 우리 몸의 코어 기관, 심장부터 지켜라 5

1장 심장이 약하면 평생이 괴롭다

방치하면 점차 건강을 갉아먹는 심장 질환 15
우리 몸의 코어 기관, 심장의 주요 기능 21
심장병의 다양한 검사법 28
심장이 우리 몸에 보내는 위험 신호 40

2장 심혈관 질환의 대표 병증과 치료법

'침묵의 살인자' 고혈압 53
심장 근육의 괴사, 심근경색증 65
가슴을 쥐어짜는 통증, 협심증 79
일상생활조차 힘들어지는 심장기능상실(심부전증) 86

3장 ○ 대한민국 최고의 심장 전문의가 알려주는
심혈관 질환 예방과 치료의 진실

언제부터 어떤 약을 먹어야 하나요 109
고혈압, 당뇨, 고지혈증은 유전되나요 125
관상동맥 조영술과 관상동맥 CT는 어떤 차이점이 있나요 134
경피적 관상동맥 중재술과 관상동맥 우회술은 어떻게 다른가요 142

4장 ○ 평생 건강한
심장으로 살기 위한 생활 수칙

스트레스와 이별하라 157
심장에 좋은 운동법 164
건강한 심장을 만드는 식습관 173
발기부전과 심혈관 질환의 상관관계 194
건강한 심장을 위한 생활 수칙 10가지 206

나가며 이제는 건강한 삶을 위한 재테크를 할 때 220

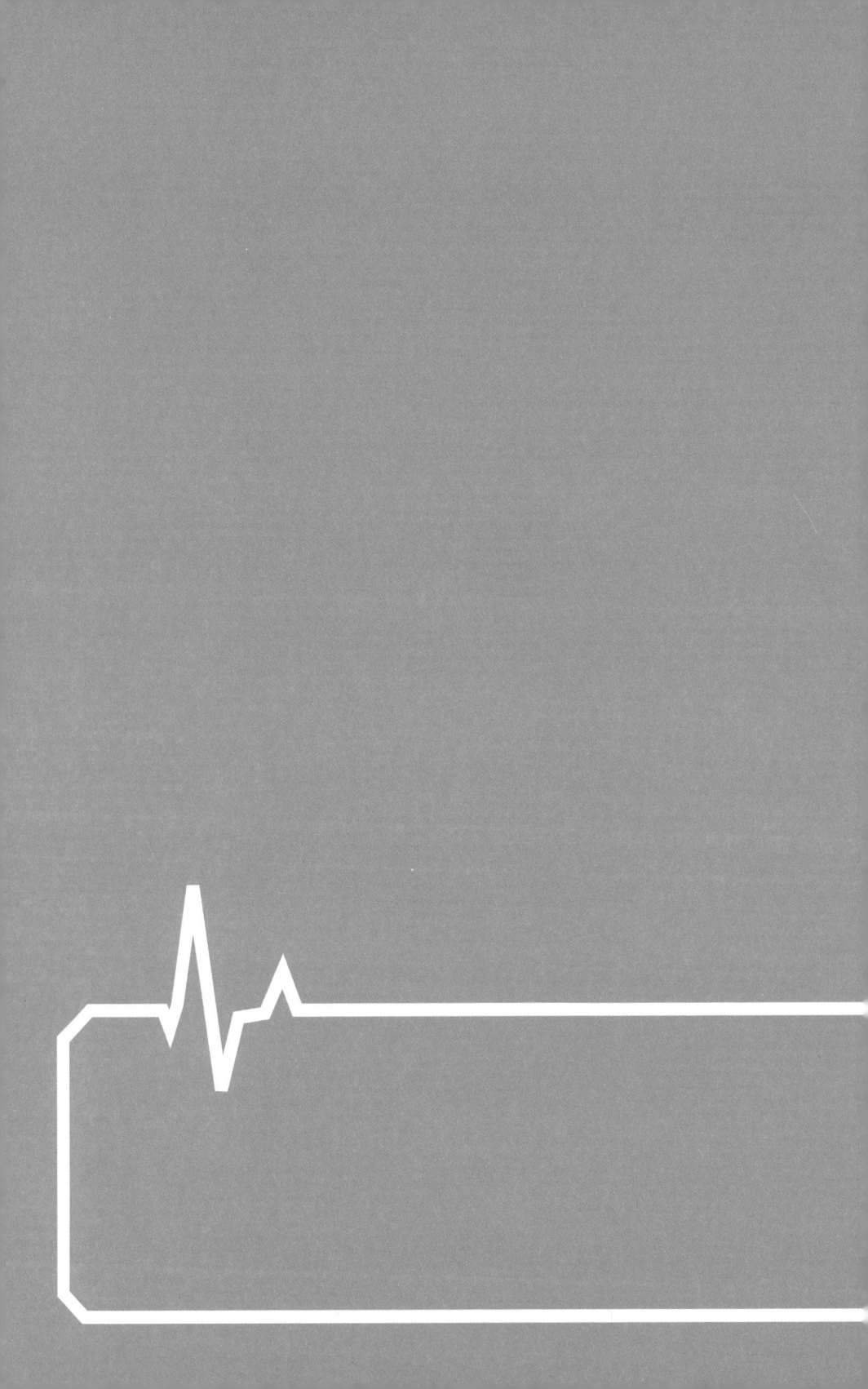

1장

심장이 약하면
평생이 괴롭다

혈관의 노화는 나이가 들어야 시작되는 현상은 아니며, 태어나면서부터 시작되어 서서히 진행되는 만성적인 질환이라고 보는 것이 맞다. 단순히 술을 많이 먹고, 담배를 피우고, 나이를 먹는다고 생기는 것은 아니라는 뜻이다.

방치하면
점차 건강을 갉아먹는
심장 질환

서구에서는 이미 오래전부터 심혈관 질환이 사망 원인 1위였다. 세계보건기구에서 2011년에 발표한 '전 세계 10대 사망 원인'에 따르면 사망 원인 1위는 심혈관 질환이고, 심혈관 질환 중에서도 허혈성 심장 질환의 사망률이 가장 높았다.

우리나라는 어떨까? 통계청에서 발표한 '2012년 사망 원인 통계'에 따르면 악성 신생물(암)로 인한 사망률이 인구 10만 명당 146.5명으로 1위, 심장 질환이 52.5명으로 2위, 뇌혈관 질환이 51.1명으로 3위를 차지했고, '2013년 사망원인 통계'도 이와 마찬가지로 암으로 인한 사망률이 인구 10만 명당 149.0명으로 1위, 뇌혈관 질환이 50.3명으로 2위, 심장 질환이 50.2명으로 3위를 차지했다. 우리나라의 심혈관 질환 사망률이 늘 상위권을 차지하는 것을 알 수 있다.

그러나 정작 우리는 심혈관 질환에 대한 막연한 경각심만 있을 뿐 심장에 대해서도, 심장 질환에 대해서도 잘 모르고 있다. 그러다 보니 적절한 시기에 적절한 치료를 받지 못해 상태가 아주 나빠졌을 때에나 병원을 찾거나, 오히려 불필요한 검사만 받는 경우도 있다.

통계청 자료에 따르면 심장 질환 사망률이 2003년 인구 10만 명당 35.3명에서 2013년 50.2명으로 증가했다. 심장 질환으로 사망하는 사람이 점차 늘고 있는 것이다. 평균 수명이 늘어나는 것도 심장 질환 사망률을 높이는 요인 중 하나라고 보고 있는데, 이는 허혈성 심장 질환이 노화에 의해 촉진되는 경향이 있기 때문이다.

♡ 허혈성 심장 질환의 원인, 관상동맥 이상

우리 몸의 중심인 심장에 생기는 심장 질환은 크게 허혈성 심장 질환과 기타 심장 질환으로 나뉜다. 허혈성 심장 질환은 우리가 평소 많이 들어본 협심증과 심근경색을 말한다. 심장은 관상동맥(그림 1)을 통해 산소와 영양분을 공급받는데, 관상동맥이 어떤 원인에 의해 좁아지거나 막히면 심장에 산소와 영양분 공급이 급격하게 줄어들어 혈액이 부족한 상태가 된다. 이를 허혈 상태라고 한다. 기타 심장 질환으로는 심장기능상실, 심내막염 등이 있다.

허혈성 심장 질환의 주요 원인은 동맥경화증이다. 동맥경화증은 일종의 노화 현상으로, 혈관 내에 콜레스테롤이나 지방 등의 노폐

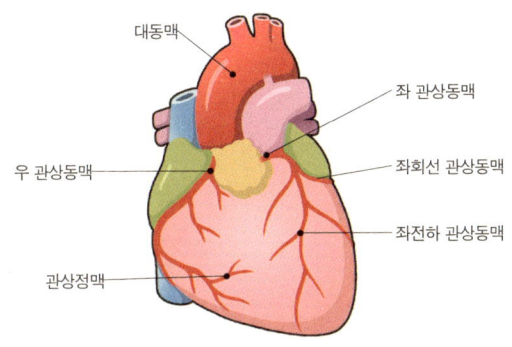

그림 1 심장과 관상동맥
심장동맥을 관상동맥이라고도 부른다.
관상동맥은 심장의 근육층과 심장바깥막에 혈액을 공급하는 역할을 한다.

물이 쌓여 혈관이 좁아지거나 딱딱해지는 현상을 말한다.

노화 현상이라는 말 때문인지 우리는 어느 정도 나이가 들어야 동맥경화가 나타난다고 생각한다. 하지만 혈관의 노화 현상은 반드시 나이가 들어야 시작되는 것은 아니며, 태어나면서부터 시작되어 서서히 진행되는 만성적인 질환이라고 보는 것이 맞다. 단순히 술을 많이 먹고, 담배를 피우고, 나이를 먹는다고 생기는 것은 아니라는 뜻이다.

20대에도 30대에도 누구나 혈관이 노화될 수 있다. 겉으로 봐서는 건강한 사람도 나이가 들면 누구나 동맥경화가 올 수 있으므로 건강에 대해 절대 자신감을 가지는 것은 금물이다.

💟 가슴 통증과 심장 질환

허혈성 심장 질환의 증상 중 가장 특징적인 것은 가슴 통증이다. 심장은 근육 덩어리라 위나 장처럼 신경증이 없을 것 같지만 심장에도 신경증이 있다. 물론 심장에 특별히 이상이 없는데도, 심장 질환이 있는 환자와 비슷한 증상을 호소하는 사람도 있다. 가슴을 쥐어짜는 듯한 통증을 느끼고, 숨이 차고, 가슴이 답답하거나 마구 뛰는 것을 느끼는 등 다양한 증상을 호소한다. 이는 심장에 병이 있다고 생각하는 증후군인 경우가 많은데 평소 주변에 같은 증상을 앓았던 심장 질환자가 있거나 외상 후 스트레스 장애와 관련된 질병을 앓는 환자가 곁에 있을 때 이런 유사 증상이 나타날 수 있다.

 허혈성 심장 질환의 대표 격인 협심증은 빨리 걷거나 언덕이나 계단을 오를 때, 활동량이 많은 운동을 할 때 통증이 찾아온다. 그러나 운동을 멈추고 안정을 취하면 보통 수분 내로 사라진다. 물론 협심증인 경우에 모두 가슴 통증이 있는 것은 아니다. 특히 노인이나 당뇨병이 있는 경우는 평소 별 증상이 없거나 운동할 때만 호흡곤란을 느끼거나 해서 그대로 방치하다가 검사를 통해서 협심증임을 아는 경우도 있다.

 협심증이나 심근경색인 경우에는 반드시 심전도 검사를 해야 하는데 대부분 검사를 하면 검사 결과가 '정상'으로 나오는 경우가 많다. 하지만 동일한 증상이 지속적으로 나타나거나 위험 인자가 있다면 정상이라는 검사 결과만 받고 안심하지는 말고 정밀 검사를 받아 보는 것이 좋다. 반대로 '이상' 소견이 나와도 협심증이 아닌 경우도 있다.

가슴 통증이 없어도 다른 위험 요인인 동맥경화, 고혈압, 당뇨병의 증상이 있다면 정기적인 검사를 받아야 한다. 경미한 가슴 통증이라 하더라도 다양한 원인이 있을 수 있기 때문이다. 평소 별것 아니라는 생각으로 방치하다가는 증상이 악화될 수 있으므로 늘 몸이 주는 신호에 관심을 기울여야 한다.

♡ 잘못된 인식이 병을 키운다

심혈관 질환의 경우 남성에 비해 폐경 전 여성의 발병률이 현저히 낮은 편이다. 에스트로겐 등의 여성 호르몬이 심혈관 질환의 위험을 낮추기 때문이다. 그러나 폐경 후에는 여성 호르몬의 분비가 줄고 나쁜 콜레스테롤 수치가 가파르게 올라가 동맥경화가 급격히 진행되고 60~70대가 되면 남녀 발병률이 비슷해진다.

따라서 폐경 이후의 여성은 이전보다 심장 관리를 더욱더 철저히 해야 한다. 규칙적으로 운동을 하고, 균형 잡힌 식사를 통해 적정 체중을 유지하는 것이 무엇보다 중요하다.

심혈관 질환의 여성 발병률이 낮다고 여겨서인지 여성들은 평소 심혈관 질환에 대해 부주의한 경우가 많다. 왼쪽 가슴에 통증이 있는 등 심장 질환의 초기 증상이 보여도 유방암 정도만 의심하고, 심장 질환은 특별히 의심하지 않아 발견과 치료가 늦어지는 경우가 많다. 평소에 피로, 소화불량, 호흡곤란, 구토, 아래턱 통증, 현기증 등의 증세가 있다면 반드시 병원에서 진단을 받아야 한다. 기존에 당뇨병이나 고혈압이 있다면 심장 질환에 걸릴 위험이 더 높으므로 각별히 주의해야 할 것이다.

이처럼 심혈관 질환에 대해 우리가 막연히 생각하는 정보는 생각보다 많다. 고혈압 진단을 받은 환자들이 가장 궁금해하는 것은 평생 약을 먹어야 하는지, 또 중독성은 없는지 등이다. 약 먹기를 거부하고 단순 식이요법으로 병을 고칠 수 없냐고 질문하는 환자도 상당히 많다. 그러나 고혈압 약은 질병의 완치 이전에 혈압을 조절하여 합병증을 예방하는 것이 주목적이다. 따라서 주치의의 진단 및 처방을 받았다면 증상이 좋아질 때까지는 지속적으로 약을 복용해야 한다. 생활습관 개선, 식이요법, 운동 등도 합병증 예방에 도움이 되지만 약물 치료를 받지 않아 병을 키워서는 안 되기 때문이다.

지금부터 심장의 기능에 대해 자세히 짚어보고, 이후 심장이 주는 다양한 신호와 병증, 치료법에 대해 알아보기로 한다.

우리 몸의 코어 기관, 심장의 주요 기능

분당서울대학교병원 심장혈관센터장 최동주

오래전 사람들은 사람의 영혼 또는 마음이 심장에 있다고 생각했다. 불안, 기쁨, 사랑 등 그때그때 감정에 따라 심장박동이 달랐기 때문이다. 심장이 우리 몸의 혈액을 순환시켜 몸 구석구석까지 영양분과 산소를 공급하여 생명을 유지시키는 '펌프'라는 사실이 세상에 밝혀진 것은 그리 오래전 일이 아니다.

기원전 1500년경의 고대 이집트 파피루스에도 심장의 움직임에 대한 기록과 맥박의 형태나 횟수에 관한 기록이 남아 있다. 중국 의학 고서인 《황제내경》에도 손목의 맥을 짚어 보는 진맥이 진찰과 치료에 매우 중요하다는 사실이 언급되고 있다.

또한 의학의 아버지라 불리는 히포크라테스(기원전 460~355)는 사람의 동공 안을 자세히 관찰하면 혈액의 흐름을 알 수 있다고도 기술했다. 이것이 오늘날에는 눈 속의 망막이 있는 부분을 살피는 안저 검사로 발전했다. 이를 통해 당뇨병이나 고혈압 합병증 검사를 하기도 한다.

그러나 고대부터 중세를 지나 영국의 의사이자 생리학자인 윌리엄 하비(1578~1657)가 혈액순환에 대해 밝혀내기 전까지 사람들은 심장에 대한 옳지 않은 관념에 사로잡혀 있었다. 고대 그리스의 유명한 의학자인 갈레노스(129~199)를 대표적인 예로 들 수 있다.

갈레노스는 심장의 역할을 단지 '혈액을 덥히는 난로'쯤으로 여겼다. 당시 사람들은 혈액이 밀물과 썰물과 같은 이치로 흐른다고 생각했다. 밀물과 썰물은 달과 해의 인력에 의해 생기는 것이 아니라 신의 힘에 의한 것이라고 믿었기 때문이다. 즉, 심장에서 덥혀진 혈액이 밀물처럼 동맥을 통해 온몸으로 퍼져 장기에 영양분을 공급하고, 체온을 유지시키고, 썰물처럼 정맥을 타고 심장으로 돌아온다고 생각한 것이다.

이런 생각을 완전히 뒤엎기까지 무려 1,500년이나 걸렸다. 윌리엄 하비가 혈액은 밀물과 썰물처럼 들어왔다 나가는 것이 아니라 도는 것이라는 '순환' 개념을 밝혀낸 것이다. 1628년 윌리엄 하비는 [동물의 심장과 혈액의 운동에 관한 해부학적 연구]라는 그의 책을 통해 팔을 고무줄로 묶으면 혈관에 피가 모여 혈관이 부풀어 오르는 현상 등으로 혈액은 순환한다는 새로운 패러다임을 세상에 제시했다(그림 1).

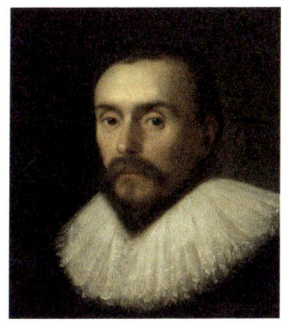 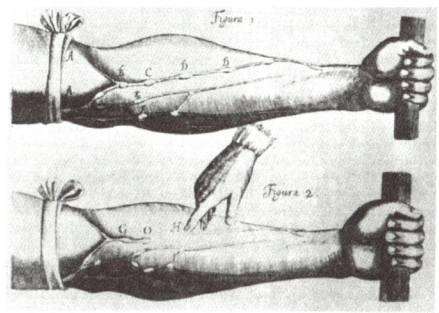

그림 1 윌리엄 하비의 혈액순환설
윌리엄 하비는 팔을 고무줄로 묶으면 혈관이 부풀어 오르는 현상을 통해 혈액이 순환된다는 사실을 밝혀냈다.

이처럼 우리 몸에서 혈액순환이 얼마나 중요한지에 대해 점점 많은 사실이 밝혀지면서 사람들은 심장은 곧 우리 몸의 혈액순환을 돕는 장기라는 생각을 갖게 되었다.

이러한 혈액순환의 원동력을 제공하는 펌프가 바로 심장이다. 만약 우리 몸에 산소와 영양분이 한순간이라도 공급되지 않는다면 어떻게 될까? 생명을 유지할 수 없을 뿐 아니라, 공급에 작은 차질이라도 생기면 우리 몸에 이상이 생기는 것은 불을 보듯 뻔하다.

심장의 구조와 기능

심장은 총 4개의 방으로 이루어져 있다. 산소가 풍부한 왼쪽 심장(좌심방, 좌심실)의 혈액은 산소가 부족한 오른쪽 심장(우심방, 우심실)의 혈액과 '벽'을 사이에 두고 분리되어 있다. 이 벽의 해부학적

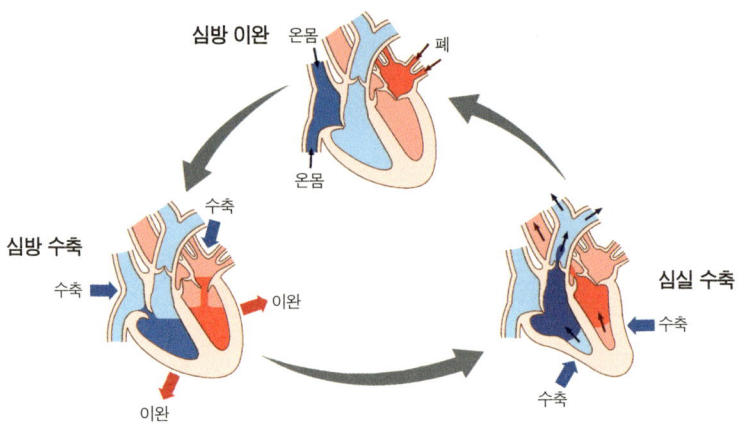

그림 2 심장박동과 혈액의 흐름

명칭은 '심실중격'이다.

산소가 풍부한 혈액은 왼쪽 심장에서 뿜어져 나와 동맥을 타고 온몸으로 퍼져 모세혈관을 통해 각 장기의 세포에 산소와 영양분을 공급한다. 산소가 부족해진 혈액은 오른쪽 심장으로 되돌아온다. 이러한 혈액순환의 원동력인 펌프 역할을 하는 것이 바로 심장이다.

특이한 점은 생체 펌프이기 때문에 근육으로 만들어진 주머니로 이루어져 있다는 것이다. 근육으로 만들어진 주머니 속은 4개의 공간이 벽과 문으로 나누어져 있다. 즉, 심장의 벽은 심장 주머니를 오른쪽, 왼쪽으로 나누고, 나뉜 공간은 다시 판막에 의해 위, 아래로 나누어진다.

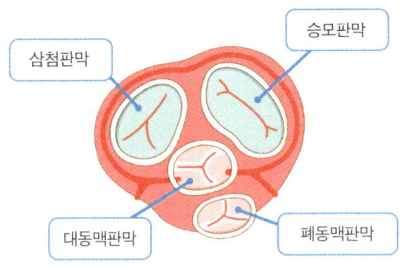

그림 3 판막의 종류

심장은 수축과 이완을 반복하며, 펌프질할 때마다 혈액이 4개의 공간, 폐, 온몸을 돌며 자연스럽게 순환한다. 이와 같은 심장의 수축과 이완의 반복을 심장박동이라고 한다(그림 2).

심장과 혈액의 흐름

심장 주머니는 단순하게 수축과 이완을 반복하지만 혈액은 한쪽 방향으로만 갈 수 있으므로 펌프 역할을 완성시켜 주는 것은 판막이라고 할 수 있다. 판막은 혈액의 흐름이 한쪽 방향으로만 갈 수 있도록 하는 밸브로 대동맥판, 승모판, 폐동맥판, 삼첨판이 있다(그림 3). 이 판막들은 혈액의 역류를 막아 혈액순환의 일방향성을 유지시켜 준다.

그런데 이런 판막이 고장이 나면 어떻게 될까? 혈액의 진행이 어려워져 판막협착증을 일으키거나, 혈액이 역류하여 판막부전증 등

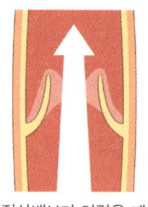

정상밸브가 열렸을 때   정상밸브가 닫혔을 때

그림 4 판막과 혈액의 흐름

의 문제를 일으킬 수 있다(그림 4).

　심장이 기능과 생명력을 유지하려면 산소와 영양분이 필요하다. 이때 심장에 산소와 영양분을 공급하는 관상동맥이 병들어 내부가 좁아지면 산소와 영양분이 심장에 원활하게 공급되지 않아 몸에는 이상 증상이 나타나고 협심증, 심근경색 등의 허혈성 심장 질환이 나타나게 되는 것이다.

♡ 심장근육 손상의 원인

심장근육 이상으로 심장 기능이 저하되는 경우도 흔하지만 심장근육이 손상되는 원인은 매우 많다. 가장 흔한 경우가 심근경색으로 인한 심장근육 손상이다. 이외에 바이러스, 술, 독성 물질, 항암제 등 심장근육은 자의든 타의든 일상에서 접하는 물질이나 환경으로부터 유입되는 물질로 인해 손상될 수 있다. 심장근육이 손상되면 심장의 펌프 기능이 저하되어 심장기능상실로 발전할 수 있으므로 주의해야 한다.

　판막 이상은 수십 년 전만 해도 흔한 질환이었으나, 최근에는 위생과 영양 상태가 좋아지고, 류머티스열 등의 감염과 연관된 질병이 퇴치되면서 찾아보기 어려운 질환이 되어 가고 있다. 반면에 평균 수명이 늘어나면서 대동맥판협착증은 증가하는 추세다.

　심장 질환에 의해 심장 기능이 저하되면 치료가 수월하지 않을 뿐 아니라 대부분 질환이 진행되는 경우가 많다. 가능한 한 그런 상황에 빠지지 않도록 예방하는 것이 무엇보다 우선되어야 할 것이다.

심장병의
다양한 검사법

아주대학교병원 심혈관센터장 **신준한**

심장은 수축과 이완을 반복하면서 끊임없이 뛰는 장기다. 하루에 10만 번 정도 수축과 이완을 반복한다. 이처럼 심장은 쉴 새 없이 움직이기 때문에 다른 장기보다 검사 과정이 훨씬 더 까다롭다.

최근에는 생물학, 화학, 공학 등 관련 분야가 비약적으로 발달하면서 심장병을 훨씬 더 정확하게 진단할 수 있게 되었다. 하지만 기술이 발달했다고 해서 항상 정확하게 진단할 수 있는 것은 아니다. 다양한 방법으로 관찰한 심장의 이상신호를 의사가 어떻게 해석하고 판단하는지가 더 중요하기 때문이다.

이런 이유로 심장내과 전문의들은 신기술을 적용한 여러 장비를 이용해 어떻게 하면 더 쉽고 정확하게 심장병을 진단할 수 있는지에 대해 늘 연구를 거듭하고 있다. 여기에서는 심혈관 질환에 대한

병증을 환자와 의사가 서로 이야기하고 진단하는 문진과 이학적 검사부터, 건강검진에서 흔히 접하는 심전도 검사 및 심장 초음파 검사 등을 다양하게 소개한다. 큰 병증이 없는데도 왜 이런 검사를 해야 하는지에 대해 평소 의아해하고 궁금해했던 환자들에게 심혈관 질환 검사에 대한 이해에 도움이 되기를 바란다.

♡ 문진과 이학적 검사

우선 몸에 이상이 생겨 의사를 만나면 환자들은 가장 먼저 자신이 느끼는 불편에 대해 또는 자신이 앓았던 질병이나 가족의 병력에 대해 의사와 상담을 한다. 이렇게 환자의 상태를 묻고 질문하고, 듣는 행위를 문진이라고 한다. 문진을 통해 의사들은 환자의 증상을 확인하고, 어디가 아픈지를 추정한다.

심장 질환과 관련된 증상이 확인되면 의사들은 이에 대한 진단 계획을 세운다. 그러나 한 가지 증상이 꼭 한 가지 병에서 기인한 것이 아니라 두 가지 이상의 병에서 기인할 가능성도 있으므로 여러 가지 경우에 대한 계획을 세운다.

문진 이후에 병으로 인한 신체의 변화를 관찰하는 것을 이학적 검사라고 한다. 맥박·혈압·체온 등을 재는 행위, 신체를 보거나 만지거나 기구로 듣는(청진) 행위 등이 이에 해당된다. 이런 행위는 수천 년 전부터 병을 진단하는 가장 기본적인 방법이었으며, 진단적 기법이 다양해진 현대에도 문진과 이학적 검사는 진단의 핵심이라 할 수 있다. 문진, 이학적 검사 과정 후에는 향후 어떤 검사를 받게 될지 결정을 내리게 된다. 문진과 이학적 검사 단계에서 혹 실수를 하거나 누락이 생기면 추후 진단이 매우 어려워지므로 환자들은 꼭 자신의 증상을 정확히 담당의에게 전달하고, 신체 검사에도 적극적으로 참여해야 한다.

♡ 심전도 검사

심전도 검사는 심장의 이상을 관찰하는 검사 중에서도 기본 중의 기본이다. 최근에는 건강검진에서도 병을 조기에 발견하기 위해 필수적으로 실행한다.

우리 몸의 세포가 살아남기 위해서는 세포 안과 밖의 여러 물질이 끊임없이 오고가야 하는데, 이 과정에서 일종의 매우 약한 전기가 발생한다. 그런데 심장근육은 우리 몸의 세포 중에서도 가장 활발하게 움직이므로 전기적 발생을 몸 밖에서도 관찰할 수 있다. 이런 특성을 이용하여 개발된 것이 바로 심전도 검사로, 심장근육세포의 전기적 변화를 그래프 형식으로 나타낸다(그림 1).

심장의 전기적 신호는 우리 몸 표면의 여러 곳에서 포착할 수 있으며, 의사들은 이를 해석하여 심장의 이상 여부를 판단한다. 현재 심전도는 심근경색과 부정맥 진단에 가장 유용하게 쓰이고 있다.

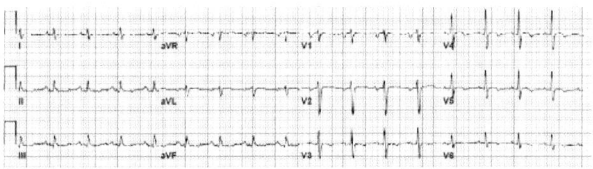

그림 1 심전도 검사 그래프의 예시
심전도 파형을 12곳에서 동시에 관찰했다.

특히 급성 심근경색은 응급 상황에서 치료해야 하므로, 심전도 판단이 결정적이라고 할 수 있다. 병원 응급실에서는 심근경색이 의심될 때 가장 먼저 심전도 검사를 시행한다.

그러나 심전도가 모든 심장 질환을 잡아내는 것은 아니다. 심전도가 정상이어도 심각한 심장 질환이 있을 수 있고, 심전도에 이상 소견이 보여도 심장 질환이 없는 경우도 있다. 심장에 질환이 있다고 추정할 수는 있지만 정확한 진단을 보여 주지는 않는다. 따라서 현재는 심장병이 있는지를 확인하기 위한 스크리닝 검사로 심전도를 많이 이용하고 있다.

♡ 흉부 엑스선 검사

의학자들은 뢴트겐이 엑스선을 처음 발견한 첫해부터 흉부 엑스선 검사가 심장 검사에 유용할 것이라 판단해 많은 연구를 실시했다. 흉부 엑스선 검사를 통해서는 심장의 크기와 일부 해부학적 구조물을 확인할 수 있고, 주변의 대혈관 변화도 관찰할 수 있다. 판막이나 심장을 싸고 있는 이중의 막인 심막의 석회화 같은 병증도 알 수 있어 심장 질환을 진단할 때 필수적으로 실시하고 있다. 또한 폐질환 유무도 알 수 있으므로 증상이 심장 질환 때문인지 아니면 폐질환 때문인지 구별할 수 있다.

그러나 이런 검사에도 한계는 있다. 심장은 계속 움직이는 4차원 장기인데 흉부 엑스선은 움직임이 없는 평면으로만 볼 수 있기 때문이다. 심장은 혈액이 매우 생동적으로 움직이는 곳으로, 이를 흉부 엑스선 검사로는 관찰할 수가 없다. 그래서 현재 심장 질환이 있다고 추정되는 환자에게 심전도와 마찬가지로 흉부 엑스선 검사를 스크리닝 검사로 실시하고 있으며, 병이 있다고 의심이 되면 다른 영상 검사를 추가로 시행하고 있다.

♡ 운동부하심전도·24시간 활동심전도 검사

앞에서 말했듯이 심전도는 심장 질환이 있을 가능성은 알려 주지만 정확한 진단명을 알려 주지는 않는다. 특히 일부 심장 질환은 증상이 있을 때에만 심전도에서 이상을 발견할 수 있고, 증상이 없을 때에는 전혀 이상을 발견할 수 없다. 이런 단점을 극복하기 위하여 개발된 것이 특수 심전도다. 그중에서도 운동부하심전도 검사(트레드밀 검사)와 24시간 활동심전도 검사가 가장 널리 쓰이고 있다.

운동부하심전도 검사는 협심증을 진단하는 데 매우 유용하다. 가슴 한복판에 갑자기 발작적으로 일어나는 심한 동통으로 심장근육에 흘러드는 혈액이 줄어들어 나타나는 질환인 협심증, 특히 안정형 협심증은 평소에는 증상이 나타나지 않다가 빨리 걷거나, 계단을 오르거나, 무거운 물건을 드는 등의 행동을 할 때 가슴 통증이 나타난다. 심장을 둘러싸고 있는 관상동맥이 좁아져 있기 때문이다.

운동 등으로 산소 소모량이 급증하면 혈액을 온몸으로 충분히 보내기 위해 심장근육이 많은 일을 해야 한다. 그런데 심장근육에 혈액과 산소를 공급하는 관상동맥이 좁아져 있으면 산소와 혈액이 심장근육으로 충분히 공급되지 않아 일부 심장근육에 혈액 공급이 부족해지는 현상인 심근허혈이 발생한다. 이때 가슴 통증이 발생하며, 일부 심장근육의 운동도 동시에 감소하면서 심전도에 변화가 나타난다.

운동부하심전도 검사는 자전거나 러닝머신 등 특별히 제작된 기구로 운동량을 증가시켰을 때 가슴 통증이 유발되는지, 심전도에 변화가 생기는지를 확인하는 검사다. 운동부하심전도 검사는 협심증을 진단하는 기본적인 검사이고, 정확도가 70퍼센트 정도로 방사성 동위원소 검사나 CT 검사보다는 정확도가 낮다. 그러나 검사 방법이 간단하고 비용이 저렴하기 때문에 널리 이용되고 있다. 협심증 외에도 부정맥 및 환자의 운동 능력을 평가할 때 실시된다.

24시간 활동심전도 검사는 주로 부정맥을 관찰하기 위해 실시하

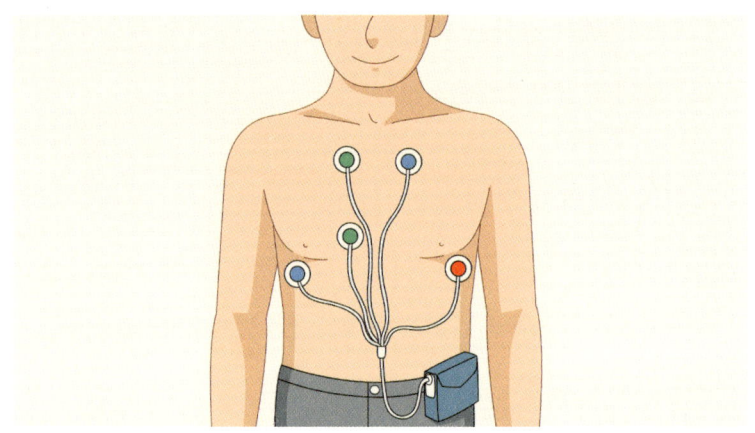

그림 2 24시간 활동심전도 검사
몸에 장치를 부착하고도 일상생활이 가능하다.

는 검사다(그림 2). 부정맥이란 심장의 전기적 전도가 정상과 다른 상태를 통칭하는데, 특히 가슴 두근거림이나 어지럼증 등을 동반하는 경우가 많다. 그런데 부정맥은 항상 나타나는 것이 아니며, 수 초 혹은 수 시간 동안 지속될 수 있다. 일반 심전도 검사는 약 10초 동안의 맥박만 확인할 수 있으므로 심전도를 찍는 동안 부정맥이 있는지 없는지를 정확히 파악할 수 없다.

이런 단점을 보완하기 위해 24시간 동안 심전도를 관찰할 수 있도록 고안된 검사가 바로 24시간 활동심전도 검사다. 일상생활을 하면서 실시하는 검사라 입원할 필요도 없다. 24시간 동안 검사해도 부정맥이 관찰되지 않는 경우가 있어 최근에는 더 오랜 시간 동안 검사할 수 있는 검사도 개발되었다. 24시간 활동심전도 검사에 전극 부착 부위가 가렵거나 피부가 짓무르기도 하기 때문에 땀이 많은 사람에게나 여름철에는 다소 불편하다는 게 단점이다.

💚 심장초음파 검사

심장초음파 검사는 도구를 몸속에 직접 삽입하지 않는 검사(비침습 검사)다. 심장에 대한 정보를 가장 많이 알 수 있는 검사로 모든 질환에 사용되는 일반적인 검사다. 특히 심장은 신체의 장기와 조직을 지지하거나 싸고 있는 뼈 이외의 결합조직을 지칭하는 연부조직 안에 혈액, 즉 액체가 담겨 있는 장기이므로 초음파 영상에 최적의 조건을 갖추고 있다.

초음파 검사는 움직임을 가장 정확하게 평가할 수 있다는 점에서 심장 질환 진단에 결정적이라 할 수 있다. 심장을 영상을 통해 눈으로 직접 관찰할 수 있는 검사 중에 CT나 MRI는 초음파보다 더 선명하게 영상을 구현하지만 심장의 움직임을 정확히 포착할 수 없다는 것이 큰 단점이다. 특히 부정맥이 있으면 더욱더 영상을 구성하기가 어렵다.

일부 구조물이 정상과 다르다는 것을 확인하는 것까지는 CT나 MRI가 탁월하지만, 심장에서 발견된 이상 소견이 심장 기능에 어떤 영향을 미치는지를 확인하는 검사로는 현재까지 심장초음파가 가장 탁월하다고 할 수 있다. 심장초음파 검사로 심장의 움직임뿐만 아니라 혈액의 움직임까지 정확히 평가할 수 있기 때문이다. 심장근육이나 판막의 움직임을 눈으로 직접 관찰하여 이상 유무를 확인할 수도 있지만, 눈으로 관찰할 수 없는 경우도 많다. 혈액의 움직임, 즉 혈액의 속도나 흐르는 방향 등을 확인하여 심장의 구조물에 이상이 있는지를 간접적으로도 확인할 수도 있다.

심장초음파 검사는 여러 장점 때문에 심장병 진단에 필수적으로 이용되고 있다. 가장 큰 장점 중 하나는 좌심실의 수축 및 이완 기능을 실시간으로 확인할 수 있다는 점이다. 좌심실의 주요 기능은 폐와 좌심방을 거쳐 좌심실로 들어온 깨끗한 혈액을 받은(이완 기능) 다음 온몸으로 힘차게 보내는(수축 기능) 것이다. 이런 좌심실의 기능은 심장 질환이 있는 환자의 예후와 직접적인 관련이 있으므로 매우 중요하다. 따라서 심장 질환이 의심된다면 반드시 좌심실 기능을 확인해야 하는데, 심장초음파가 그 역할을 탁월하게 수행한다.

물론 좌심실 기능을 확인하는 다른 방법도 있지만 환자나 검사자가 방사선에 노출되지 않고, 위험하지도 않고, 검사 기계도 간편하여 중증 환자여도 검사가 가능하다는 것이 초음파 검사의 장점이다. 또한 심장의 기능을 실시간으로 확인할 수 있다는 장점도 있다. 심각한 심장병 환자는 각종 기계 장치를 달고 있어서 검사가 매우 제한적인데, 이런 환자도 검사가 가능하다.

심장초음파 검사가 유용한 질환은 심장판막 질환으로, 어떤 검사보다 간편하며 환자의 상태를 정확하게 말해 줄 수 있다. 판막에 병이 있는지, 현재 상태가 얼마나 중한지를 알 수 있고, 어떤 치료 방법을 선택해야 하는지 판단하는 데도 도움이 된다. 치료가 효과가 있었는지, 또는 앞으로 어떻게 치료해야 될지에 대해서도 알 수 있다. 즉, 심장판막 질환의 처음부터 끝까지 모든 단계에 유용한 정보를 제공한다. 그밖에 허혈성 심장 질환, 심근경색, 심장근육 질환, 심장막(심낭) 질환, 선천성 심장 질환 등 모든 심장병의 진단과 평가에 초음파 검사는 필수적이다. 따라서 심장병이 의심되거나 심장 질환으로 치료를 받고 있다면 심장초음파 검사를 주기적으로 받는 것이 좋다.

💚 방사성 동위원소 검사 및 기타

움직이는 심장의 기능을 평가하는 방법이 현재처럼 많지 않았을 때 방사성 동위원소 검사는 심장의 기능을 비침습적으로 관찰할 수 있는 좋은 수단이었다. 심도자 검사(국소 마취 후 가는 플라스틱 관을 심장이나 혈관 안으로 넣어 검사하는 것으로, 심장과 혈관의 압력을 정확하게 측정할 수 있고, 조영 검사도 함께할 수 있는 검사)처럼 환자의 혈관을 절개하여 도관을 심장 내에 삽입해야만 알 수 있던 시절에 방사선 동위원소를 이용한 검사법이 개발되어 환자들이 편하게 심장검사를 할 수 있었다. 그러나 이 검사법은 방사능 방출이라는 안전성 문제와 새로운 진단법(심초음파, CT, MRI 등)의 비약적인 발전으로

표 1 심장 검사의 종류

기본	비침습	침습
• 문진 • 이학적 검사 • 혈액검사	• 흉부 엑스선 검사 • 심전도 검사 • 운동부하 심전도 검사 • 활동심전도 검사 • 심장초음파 검사 • 방사성 동위원소 검사 • CT 검사 • MRI 검사	• 심도자 검사 • 심혈관 조영술 • 전기생리 검사

최근에는 그 중요성이 과거보다 떨어진다. 그러나 협심증 진단이나 허혈성 심장 질환으로 인해 심장근육세포가 생존하고 있는지를 판단하기 위한 목적으로는 아직까지 많이 사용되고 있다.

지금까지 소개한 방법 외에도 심장병을 진단하는 검사 방법은 매우 많다(표 1). 검사 방법이 많은 것은 역설적이게도 심장을 검사하는 것이 쉬운 일이 아니기 때문이다. 한 가지 검사로 많은 정보를 얻는 것이 최상이나 아직까지는 한계가 있다. 만약 자신에게 심장 질환이 있다고 의심이 된다면 여기 소개된 방법을 기반으로 담당의와 충분히 상담한 후 검사 받기를 권한다.

최근 공학, 생물학, 화학 등 의학과 관련된 학문이 빠른 속도로 발전하고 있고, CT와 MRI 등이 심장병을 진단하는 데 많은 도움을 주고 있는 것처럼 향후 기술 발달로 또 다른 진단 방법이 개발되거나 기존 방법이 더욱 발전할 것으로 기대한다.

이제 심장이 우리 몸에 보내는 구체적인 위험 신호에 대해 알아보도록 하자.

심장이 우리 몸에 보내는
위험 신호

삼성서울병원 순환기내과 전문의 **박성지**

심장에 이상이 생기면 주로 가슴이 답답하거나 통증이 느껴지는 경우가 많다. 그러나 가슴에 통증이 느껴진다고 해서 모두 심혈관 질환인 것은 아니다. 갈비뼈나 혹은 가슴 근육에 타박상이 생기는 경우에도 통증이 있을 수 있다. 위식도역류증도 가슴 통증을 유발할 수 있다. 문진 시 의사에게 자신의 증상에 대해 상세히 설명하고, 또 평소 생활습관 및 흡연, 음주 정도에 대해서도 이야기해야 정확한 진단을 내릴 수 있다.

♡ 호흡곤란

50대 중반의 여성인 Y씨가 '여성 심장혈관 질환 클리닉'을 찾았다.

Y씨는 의자에 앉자마자 쏟아내듯 말했다.

"선생님, 갑자기 숨이 턱턱 막히고 숨이 안 쉬어져요. 이러다가 갑자기 숨을 쉬지 못해서 죽을까 봐 엄청 걱정도 됩니다. 전에 다른 병을 앓은 적도 없어요. 왜 이렇게 숨이 안 쉬어지는 거죠?"

Y씨의 호흡 양상을 살펴보니 정상적으로 숨을 들이쉬고 내쉬고 있었으나 환자는 지속적으로 숨이 쉬어지지 않는다고 호소했다.

"가만히 있을 때 숨이 차세요? 아니면 움직이거나 오르막을 오를 때 숨이 차세요?"

내 질문에 Y씨는 지금도 숨이 차다는 표정으로 대답했다.

"가만히 앉아 있을 때도 숨이 차긴 해요. 지금도 숨이 차고요. 당연히 계단을 올라가거나 오르막을 올라갈 때 더 숨이 차요. 그렇지만 그건 당연한 거 아닌가요?"

"주무실 때 똑바로 누워 있어도 숨이 차세요?"

"아뇨. 똑바로 누워 있을 때는 괜찮아요. 주로 걷거나 움직일 때 숨이 차요."

Y씨가 느끼는 호흡곤란은 일반적으로 숨쉬기가 어렵다고 느껴지고, 숨을 쉬는 데 노력이 필요하며, 불쾌감을 느끼는 자각 증상이라 정의할 수 있다. 환자들은 공기가 부족하다, 답답하다, 숨쉬기가 곤란하다, 숨이 턱턱 막히면서 안 쉬어지는 느낌이 든다 등 자신의 증상을 다양하게 표현한다. 특히, 움직일 때 증상이 나타나거나 밤에 자려고 누워 있을 때 이런 증상이 심해진다면 원인이 무엇인지 반

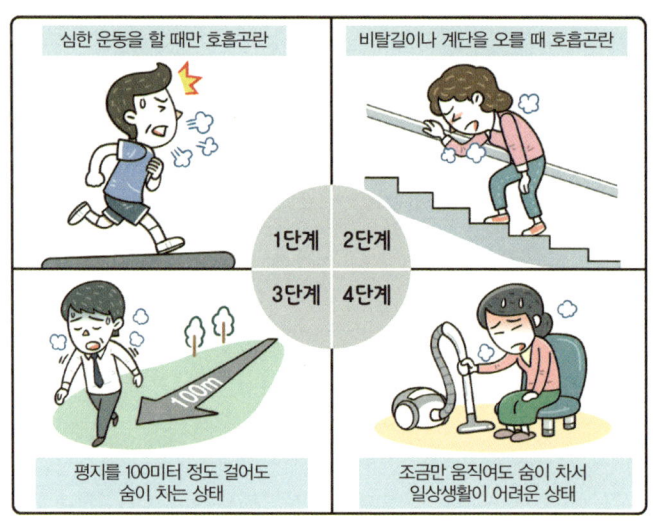

그림 1 호흡 곤란의 정도

드시 검사를 해야 한다.

호흡곤란의 정도는 일반적으로 다음과 같이 4단계로 구분할 수 있다(그림 1).

1단계 : 심한 운동을 할 때만 호흡곤란을 느끼는 상태

2단계 : 비탈길이나 계단을 오를 때 호흡곤란을 느끼는 상태

3단계 : 평지를 100미터 정도만 걸어도 숨이 차는 상태

4단계 : 조금만 움직여도 숨이 차서 외출은 물론 대화나 세수 등 일상생활이 곤란한 상태

Y씨의 경우 호흡곤란의 원인을 파악하기 위해 여러 가지 검사를 실시했다. 그 결과 호흡기계, 갑상선 기능, 빈혈 검사는 모두 정상이었다. 하지만 심장의 형태와 기능을 검사하는 심장초음파 검사를 한 결과 심장의 수축 기능은 정상이었으나 심장이 수축했다가 팽창하는 이완 기능에서 장애가 발견되었다. 따라서 호흡곤란의 원인이 심장에서 발생한 것으로 결론을 내리고, 현재 약물 치료 중이며 치료 이후 조금씩 호전되고 있다.

　호흡곤란은 심장 질환에서 나타나는 흔한 증상 중 하나이지만 이외에도 호흡기 질환, 갑상선기능항진증, 빈혈 등 심장이 한 번 수축할 때마다 뿜어내는 혈액의 양인 심장박출량이 증가된 상태이거나 비만, 신경근육계 질환이나 정신적 원인, 결핵, 구루병 등이나 나쁜 자세가 원인인 척추만곡증, 흉곽 외상, 복수, 복부 종양 시에도 나타날 수 있다. 따라서 호흡곤란 증상의 원인을 밝히려면 일반적인 내과적 검사, 특히 심장 및 폐의 기능 평가가 중요하다. 또한 심리적인 것이 원인이 될 수 있으므로 반드시 전문가의 진찰이 필요하다.

💚 가슴을 쥐어짜는 통증

50대 중반 남자인 P씨는 가만히 쉬거나 앉아 있을 때는 아프지 않다가 계단을 빠르게 걸으면 가슴 한복판이 쥐어짜듯이 아프다고 호소했다.

"움직일 때 가슴 통증이 있다가 가만히 쉬면 통증이 사라져서 처음에는 별거 아니라고 생각하고 무시했어요. 그런데 한 달 전부터는 움직일 때마다 아파요."

P씨는 정밀 검사를 받아보고 싶다고 덧붙였다. P씨는 20대부터 담배를 하루 한 갑 이상 피웠으며 과체중 상태였다. 주로 움직일 때 가슴 통증이 찾아오고 쉬면 사라지는 것으로 보아 심장혈관에 문제가 있을 가능성이 매우 높다고 의심되었다.

보통 가슴이 아프다고 하는 경우 무조건 심장 질환을 의심할 것은 아니다. 그러나 P씨의 경우에는 오랜 기간 동안 흡연을 했고, 과체중 상태라 심장혈관 질환이 발생할 위험 인자를 충분히 가지고 있었다. 가슴 통증도 주로 움직일 때마다 발생하는 것이 그 이유였다.

일단 혈액 검사 결과 혈중 콜레스테롤 수치가 매우 높았고, 심장의 형태와 기능을 보는 심장초음파에서는 큰 이상 소견이 발견되지 않았다. 하지만 운동부하심전도와 심장초음파 검사 결과, 심장혈관이 막힌 것으로 의심되는 부분이 있어 심장혈관을 정밀하게 검사하기 위해 심장혈관 조영술을 실시했다.

심장혈관은 3개(2가닥의 왼쪽 심장혈관과 1가닥의 오른쪽 심장혈관)로 구성되어 있는데 검사 결과, 3개의 심장혈관 중 1개가 거의 막히기 전 상태임을 확인할 수 있어 스텐트를 삽입하여 좁아진 혈관을 확장하는 시술(혈관성형술)을 진행했다. 혈관성형술이란 좁아진 혈관을 넓힐 때 시술하며, 대개 중증협심증이나 심근경색증 후속 조치로 시술하는데 뒷장에서 보다 자세히 다루기로 한다.

💗 극심한 심장박동

여성 심장혈관 질환 클리닉을 방문한 40대 초반의 K씨가 매우 걱정스러운 얼굴로 말했다.

"가만히 있는데도 가슴이 갑자기 마구 뛰어요. 누구한테 쫓기는 사람처럼 가슴이 쿵쾅쿵쾅 뛰어서 신경이 쓰여 아무것도 못하겠어요."

"혹시 다른 병원에서 심전도를 찍어 보신 적이 있나요?"

"이미 개인병원에서 여러 차례 심전도 검사를 받았어요. 근데 아무 이상이 없다며 신경성이라고 하더라고요. 선생님, 전 어디 심하게 아픈 게 아닌지 너무 불안해요. 왜 그런 건지 꼭 알고 싶어요."

심장에는 심장이 잘 뛰도록 해 주는 자극전도계(심방에서 발생한 수축 자극을 심실에 전하는 근육성 통로)라는 일종의 전깃줄이 있다. 이런 전깃줄 내 흐름이 어느 부위에라도 이상이 생겨 맥박이 빨라지거나 늦어지거나 규칙성이 깨지면 '가슴이 두근거리는' 증상이 나타난다. 흔히 이것을 부정맥이라고 한다. 부정맥은 '정상맥'이 아닌 모든 심장박동 혹은 심장율동을 일컫는 말로 통상적으로 심장박동 수가 분당 100회 이상인 경우를 빈맥(빠른맥), 60회 미만인 경우를 서맥(느린맥)이라고 한다.

심장은 쉴 새 없이 계속 뛰고 있지만 건강한 사람은 자신의 심장이 뛰는 것을 거의 느끼지 못한다. 그러나 전깃줄 내에 문제가 생겨 박자를 맞추어서 규칙적으로 뛰어야 하는 심장박동이 한 번씩 뛰지 않고 엇박자로 뛰거나, 심장박동 수가 느려지거나 너무 빠른 경우 자신의 심장박동을 느껴 가슴이 두근거리는 증세를 알아채게 되는 것이다.

하지만 가슴이 두근거린다고 하여 이런 증상이 모두 부정맥 때문에 발생한다고 할 수는 없다. 건강한 사람도 화가 나거나 긴장한 경우에 심장이 빨리 뛰는 것을 느낄 수 있으며, 특히 커피, 흡연, 과음, 운동, 약물 등도 일시적으로 부정맥을 초래할 수 있다.

또한 부정맥은 심장 질환, 폐질환, 갑상선 질환, 빈혈에 의해서도 2차적으로 발생할 수 있다. 그러므로 이런 증상이 있다고 하여 반드시 심장병이 있다고 할 수는 없으며 동반되는 다른 질환이 있는지를 확인해야 한다.

가슴이 마구 뛴다는 K씨의 경우 심전도 검사에서는 특별한 이상을 발견하지 못했다. 동반되는 다른 질환을 확인하기 위해 갑상선 기능 검사, 빈혈 검사 등을 실시했으나 모두 정상이었다.

"매일 가슴이 두근거리는 것도 아닌데 병원에 올 때마다 심전도를 찍는다고 어디가 아픈지 알 수 있나요? 이미 심전도는 여러 번 찍었고 찍을 때마다 정상이라며 이상 없다고 하던데… 심전도는 이제 그만 찍을래요. 어차피 어디가 아픈지 찾지도 못하는데…."

물론 심전도 검사에서 바로 병증이 발견되지 않을 수도 있다. 증상이 있을 때 병원을 찾아가도 두근거리던 것이 이미 진정된 경우가 많아 한 번 찍는 심전도로는 맥의 이상을 찾아내기가 쉽지 않기 때문이다. 그러나 정확한 진단을 위해서는 가슴이 두근거리는 증상이 있을 때 가까운 병원에 가서 심전도 검사를 최대한 빨리 받는 것이 가장 좋다.

가슴이 두근거리는 증상이 매일 나타나는 것도 아니고 언제 나타날지 예측할 수도 없는 경우가 많아 병원에서 실시하는 심전도 검사로 원인을 찾아내기란 매우 어렵다. 따라서 이런 경우 앞서 소개한 '24시간 활동심전도 검사(홀터 모니터링)'를 실시한다. 홀터 모니터링은 가슴에 전극을 붙이고 손바닥보다 작은 휴대용 심전도 기록기를 달고 다니면서 24시간 동안 심전도를 기록하는 것으로, 활동 시 심전도를 검사하여 원인을 찾는 검사다. 또한 심장 내 부정맥을 유발할 만한 해부학적 이상이 없는지 알아보기 위해 심장초음파 검사를 해볼 수 있다.

이런 여러 검사를 통해 부정맥 중 어떤 부정맥에 해당되는지 정확히 진단하는 것이 매우 중요하다. 부정맥은 종류에 따라 치료 방법이 다르고 다양하기 때문이다. 치료가 불필요한 경우도 있다.

서맥(느린맥)의 경우에는 박동기 삽입, 빈맥(빠른맥)의 경우에는 약물 치료, 전극도자 시술, 삽입형 제세동기 시술이 필요한 경우도 있으므로 순환기내과 전문의와 상의하여 치료가 필요한 부정맥인지, 아니면 경과 관찰만 해도 되는 부정맥인지 확인하여 적절한 치료 방향을 결정하는 것이 중요하다.

　숨이 차거나 가슴이 아프거나 심장이 마구 뛰는 것과 같은 증상이 나타날 경우, 이는 심장이 우리 몸에 이상이 있을지도 모른다고 보내는 경고다. 따라서 이런 증상이 나타날 때 대수롭지 않게 생각하여 그대로 둘 경우 증상이 악화될 수 있고, 심장병이 있었다면 병세가 더 악화될 수 있다.

　예를 들어 숨이 차는 증상이 심장의 기능이 떨어지는 병 때문에 발생한 것이라면 약을 복용하여 숨이 찬 증상을 조기에 치료할 수 있지만, 진단이 늦어질 경우 약으로 치료할 수 없는 상태에까지 이를 수 있다. 따라서 숨이 차거나 가슴이 아프거나 심장이 마구 뛰면 즉시 병원에 가서 전문의의 진료를 받기를 권장한다.

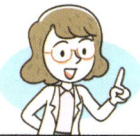
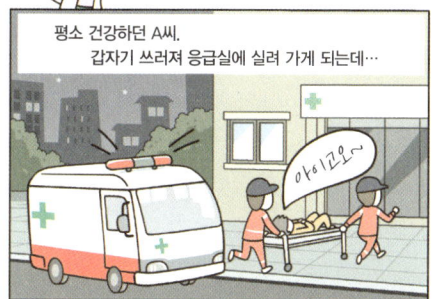
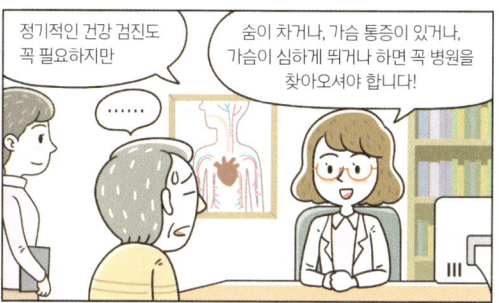
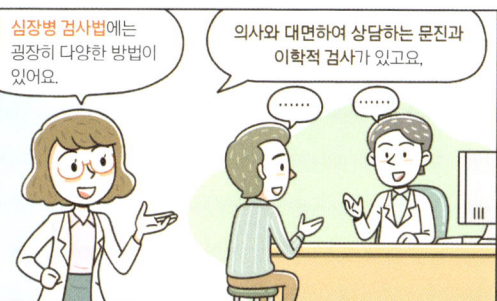
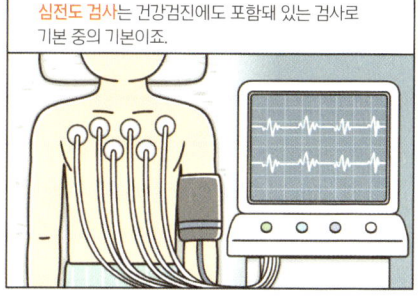
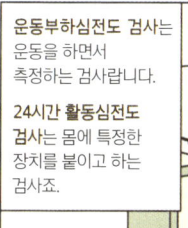
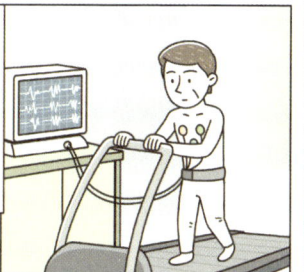
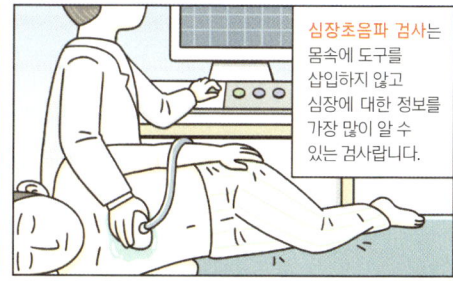
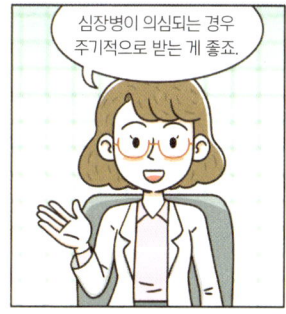
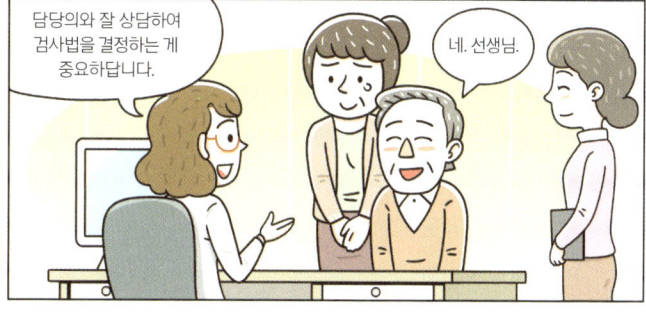

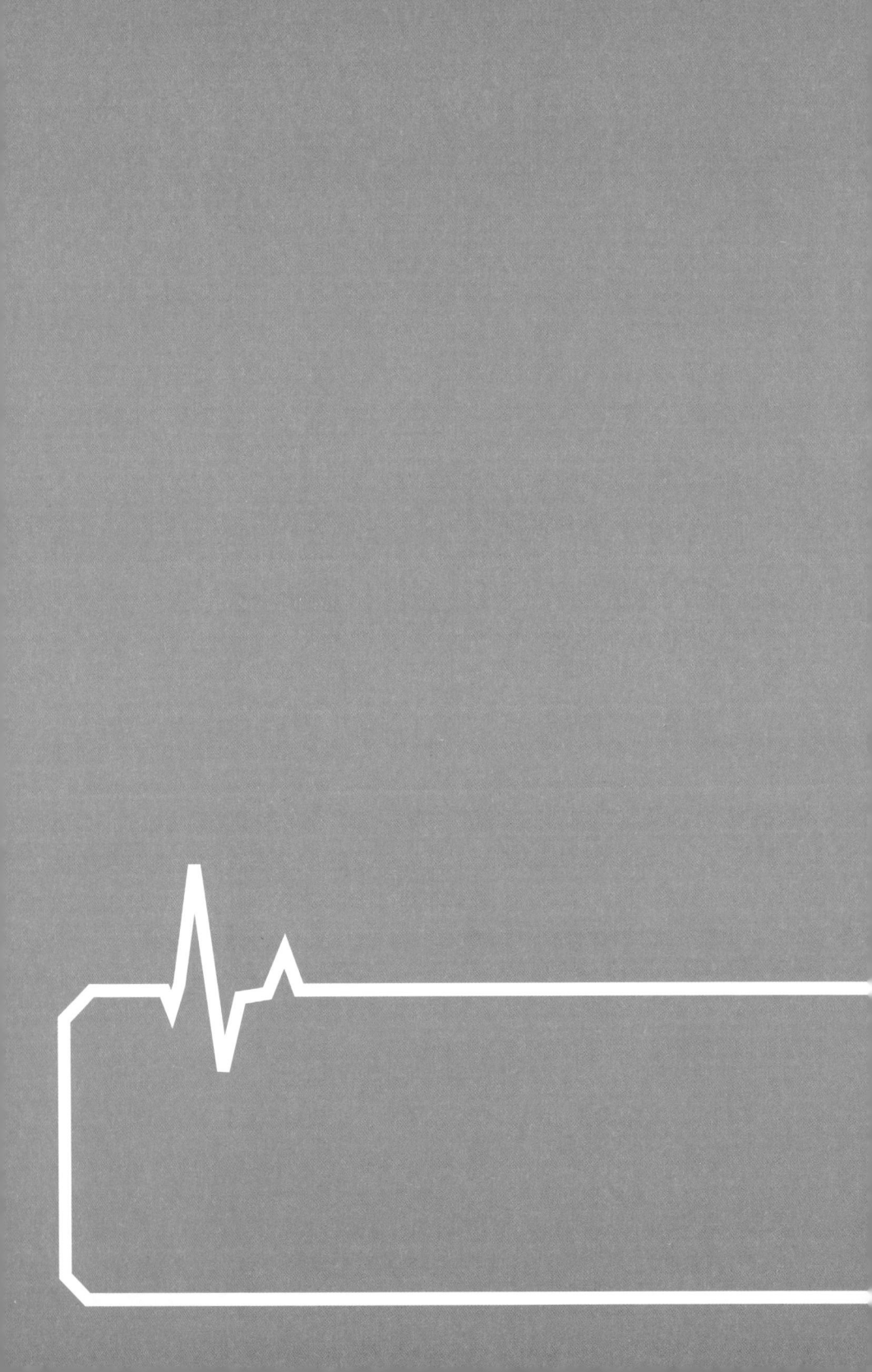

2장

심혈관 질환의
대표 병증과 치료법

영화나 드라마에서 보면 고혈압 환자들이 뒷목을 잡고 쓰러질 듯 행동하거나 두통을 호소하는 경우가 많다. 하지만 실제로는 아무런 증상도 느끼지 못하다가 건강검진 등을 통해 우연히 발견하는 경우가 대부분이다. 그러다 보니 심각한 합병증이 생겨야 비로소 고혈압이 있다는 사실을 알게 되거나, 고혈압이라는 사실을 알고도 증상이 없어서 무시하고 지내다가 중대한 합병증이 생기기도 한다.

'침묵의 살인자'
고혈압

아주대학교병원 심혈관센터장 **신준한**

중소기업 임원인 40대 후반의 남성 J씨가 정기 건강검진에서 고혈압 판정을 받았다며 병원을 찾아왔다.

"저는 평소 직장에서 약간의 스트레스를 받고는 있지만 건강에는 늘 자신이 있었습니다. 남들 다 걸리는 감기도 잘 걸리지 않고요. 그런 제가 고혈압 판정을 받았습니다. 별 증상도 없어서 무시하고 그냥 지나갈까도 생각했는데 사실 제 아버지가 고혈압 증상을 방치하시다가 5년 전에 뇌출혈로 갑자기 세상을 떠나셨습니다. 그래서 영 마음이 불편합니다."

그의 과거 건강검진 기록을 살펴보니 10년 전만 해도 혈압이 116/78mmHg로 정상 범위 내였다. 그런데 매년 조금씩 오르더니 2년 전에는 136/88mmHg를 기록했으며, 당시에는 고혈압 전

단계라고 기록되어 있었다. 이번 건강검진에서 판정된 수치는 156/104mmHg였다. 문진을 해보니 생활습관은 또래의 다른 직장인과 별반 다르지 않아 술자리는 매주 1~2회 정도였고, 담배는 하루 반 갑 정도 피운다고 했다. 휴일에는 가끔 등산을 다니는 것 외에는 대부분 집에서 텔레비전을 보거나 가족들과 시간을 보내는 식이었다.

"의사는 지금부터라도 술과 담배를 끊고, 운동하고, 고혈압약도 먹으라고 하네요. 증상이 없는데도 말이지요. 건강검진 결과 고혈압 외에는 별다른 이상 소견이 없고 증상도 없어서 운동만 좀 하면 원래 상태로 되돌아갈 수 있을 것 같은데, 약까지 먹으라고 하니 과잉 치료를 하는 것 같기도 하고… 꼭 약을 먹어야 하나요?"

J씨는 지금껏 내가 20년 넘게 고혈압 환자를 진료해오며 가장 흔하게 접하는 사례다. 누구나 처음 고혈압 진단을 받을 때 당혹감을 느끼니 이런 심정은 충분히 이해가 간다. 그러나 고혈압의 위험성과 증상을 제대로 이해한다면 치료의 중요성을 쉽게 간과하지는 못할 것이다.

♡ 고혈압이란 무엇인가?

혈압은 쉽게 말해 혈관 속 혈액의 압력이다. 우리 몸의 모든 세포는 산소를 적절히 공급받아야 제 기능을 발휘할 수 있다. 산소는 폐를

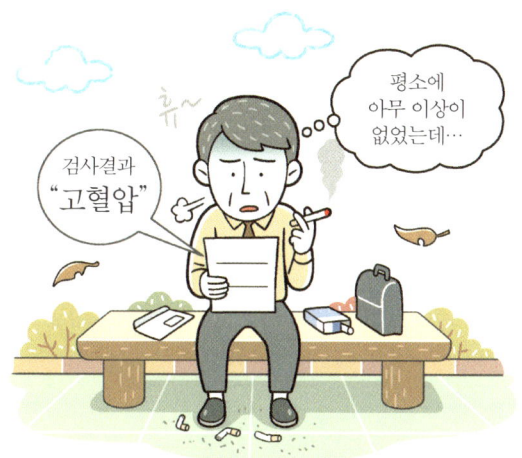

그림 1 '침묵의 살인자'로 불리는 고혈압

통해 들어와서 혈액에 녹아 온몸으로 퍼진다. 혈액은 가만히 두면 움직임이 전혀 없는데 적절한 압력이 만들어지면 압력이 높은 곳에서 낮은 곳으로 움직인다. 마치 상수도 수원지의 물이 압력 차에 의해 각 가정으로 공급되는 것과 같은 이치다. 따라서 혈압이란 혈액을 옮기기 위해 형성된 혈관 내의 압력을 뜻한다고 할 수 있다.

심장이 수축할 때 혈액을 밀어내는 힘이 가장 세므로 혈압이 가장 높다. 이를 수축기 혈압(최고혈압)이라고 하고, 반대로 심장이 확장될 때 혈압이 가장 낮아지는데 이를 이완기 혈압(최저혈압)이라고 한다. 혈압을 표기할 때는 수축기 혈압과 이완기 혈압을 동시에 쓰고 그 단위로는 $mmHg$를 사용한다. 예를 들어 혈압이 120/80$mmHg$

라고 하면 수축기 혈압이 120$mmHg$, 이완기 혈압이 80$mmHg$임을 의미한다.

혈압은 단순히 심장의 수축과 이완에 의해서만 만들어지고 조절되는 것은 아니며, 혈관벽의 기능, 호르몬, 각종 신경계 등 많은 부위의 영향을 받는다.

혈압이 높아지면 심혈관계 질환으로 인한 사망률이 높아진다. 수축기 혈압이 20$mmHg$, 이완기 혈압이 10$mmHg$ 증가할 때마다 심혈관계 사망률은 2배씩 올라가는 것으로 알려져 있다. 이처럼 혈압이 비정상적으로 증가하는 것을 고혈압이라고 하는데, 통상적으로 수축기 혈압이 140$mmHg$ 이상이거나 이완기 혈압이 90$mmHg$ 이상일 때 고혈압으로 정의한다.

♡ 고혈압이 위험한 이유

세계보건기구의 역학조사에 따르면 고혈압은 전 세계적으로 주요한 사망 원인 중 하나다(표 1).

많은 사람들이 흔히 진단받는 고혈압은 평소 아무 증상이 없다가도 치명적인 합병증으로 나타나는 경우가 많아 '침묵의 살인자'라고 불리기도 한다. 고혈압은 그 원인을 알 수 없는 경우가 85~90퍼센트를 차지하며, 이를 본태성 고혈압이라고 한다. 유전적 결함이 있는 사람이 잘못된 환경에 오랫동안 노출(염분 과다 섭취, 흡연, 운동

표 1 2000년 전 세계 사망자 수 및 그 원인(세계보건기구)

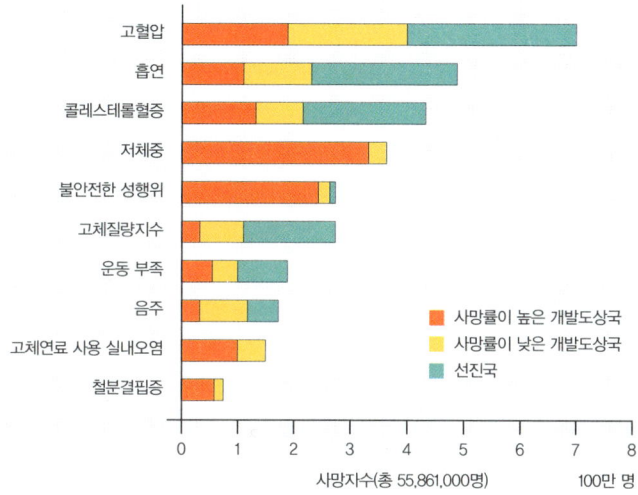

부족, 비만, 과음 등)되었을 때 고혈압이 발생하는 것으로 추정하고 있다.

전체 고혈압 환자의 약 10~15퍼센트는 원인을 알 수 있는 2차성 고혈압이며, 주요 원인은 신장질환, 신동맥협착증, 부신호르몬이상, 갑상선호르몬이상 등이다. 2차성 고혈압 중 일부는 수술로 원인을 제거하면 혈압이 정상화되기도 한다.

고혈압이 무엇보다 위험한 이유 중 하나는 올라간 혈압 자체가 우리 신체 내의 주요 장기를 손상시킬 수 있기 때문이다. 뇌혈관에 약한 부분이 있다면, 이 부위의 혈관은 급격한 혈압 상승 때문에 파

표 2 고혈압의 합병증

혈압 상승으로 인한 합병증	동맥경화증으로 인한 합병증
• 뇌출혈 • 악성 고혈압 • 심부전증 • 심근비후증 • 신경화증 • 대동맥 박리증	• 관동맥질환(협심증, 심근경색증) • 급사 • 각종 부정맥 • 뇌졸중(중풍) • 말초혈관질환

 열될 수도 있는데, 이 경우에는 뇌출혈이 생긴다. 한편 혈압이 매우 높으면 혈액 중 액체 성분이 혈관벽을 빠져나와 뇌세포 내외에 과도하게 축적되어 뇌의 부피가 커진 상태인 뇌부종 등의 위험한 상태를 초래할 수도 있다.

 또 심장에 부담을 주어서 전신 장기에 체액이 저류되고 호흡곤란이나 기력상실로 활동력이 현저히 감소해 심장기능상실(심부전증)을 유발하기도 한다. 또한 사구체를 손상시켜서 신기능장애를 유발할 수도 있다.

 이처럼 혈압 자체가 인체에 영향을 미치기도 하지만 고혈압은 만성적으로 혈관 내 혈액의 흐름을 방해하는 동맥경화증을 유발해 뇌경색, 심근경색, 부정맥, 말초혈관 질환 등의 각종 질환을 유발한다(표 2). 즉 고혈압은 대부분의 심뇌혈관 질환을 유발하는 가장 중요한 원인이 되기 때문에 무엇보다 예방이 중요한 질환이다.

표 3 1998–2012년 국민건강영양조사(고혈압 유병률, 미인지율, 비치료율)

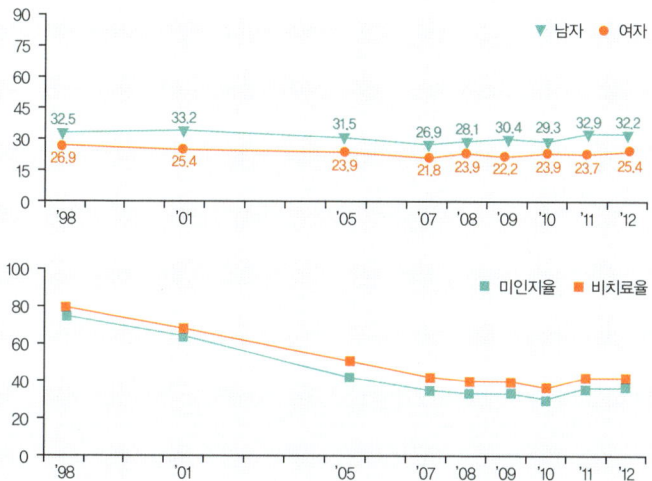

- 고혈압 미인지율: 이전에 고혈압 진단을 받은 적이 없던 고혈압 유병자 비율. 만 30세 이상
- 고혈압 비치료율: 현재 혈압강하제를 복용하지 않거나 월 20일 미만 복용하는 고혈압 유병자 비율. 만 30세 이상

고혈압은 어떻게 진단할까?

영화나 드라마에서 보면 고혈압 환자들이 뒷목을 잡고 쓰러질 듯 행동하거나 두통을 호소하는 경우가 많다. 하지만 실제로는 대부분 아무런 증상도 느끼지 못한다. J씨 사례에서 보듯이 건강검진 등을 통해 우연히 발견하는 경우가 대부분이다. 그러다 보니 심각한 합병증이 생길 때에야 비로소 고혈압이 있다는 사실을 알게 되거나, 고혈압이라는 사실을 알고도 증상이 없어서 무시하고 지내다가 중

대한 합병증이 생기기도 한다.

2012년 국민건강영양조사 자료를 살펴보면 우리나라 사람의 28.9퍼센트(남자 32.2퍼센트, 여자 25.4퍼센트)가 고혈압 환자인데, 그중에서 자기가 고혈압에 걸렸다는 사실을 모르는 미인지율이 36.3퍼센트다. 반대로 말하면 인지율이 70퍼센트에도 못 미친다는 뜻이다.

이렇게 미인지율이 높은 이유는 바로 증상이 없기 때문이다. 따라서 혈압을 주기적으로 측정하여 고혈압 진단을 받게 되면 반드시 적절한 치료를 받아야 한다.

수축기/이완기 혈압은 키, 몸무게처럼 오랫동안 고정되어 있는 것이 아니라 심장이 한 번 뛸 때마다 달라지는데, 심장은 하루에 10만 번 이상 뛰므로 혈압도 수시로 달라진다고 할 수 있다. 표 4는 도관을 혈관 내에 직접 넣어서 혈압을 측정한 그래프로, 심장이 한 번 뛸 때마다 수축기/이완기 혈압이 기록되는 것을 알 수 있다. 검사를 위해 가만히 누워 있는 상태에서 측정한 혈압도 40초 이내에 15$mmHg$나 차이가 있다.

측정하는 부위, 자세, 음식물 섭취, 행동 등에 따라서도 혈압이 달라질 수 있다. 따라서 혈압을 측정하기 한 시간 전부터 담배와 커피를 삼가고, 최소 10분 이상 등받이가 있는 소파에 편안히 앉아서 안정을 취해야 한다. 그런 다음 의자에 앉아서 위 팔에서 측정하는 것이 혈압을 측정하는 올바른 자세라고 할 수 있다.

일반적으로 왼팔과 오른팔의 혈압은 10$mmHg$ 정도 차이가 나는

표 4 도관을 이용한 혈관 내 혈압의 직접적 측정 결과

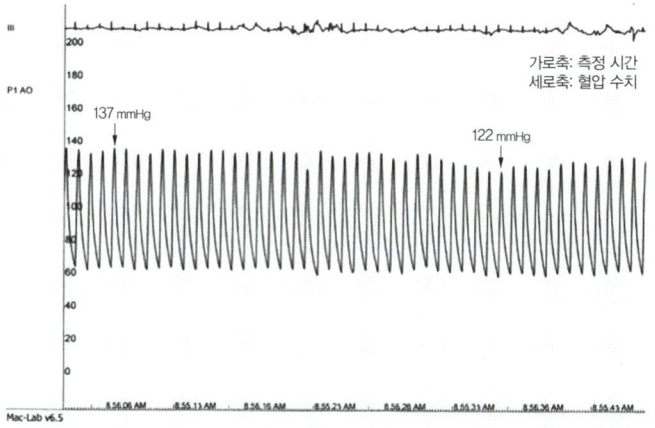

본 그래프를 보면 수십 초간의 짧은 시간에도 맥박이 뛸 때마다 혈압이 조금씩 달라지는 것을 알 수 있다. 보통 사람의 하루 맥박수가 10만 번이 넘으므로 하루 동안의 혈압 변화를 관찰하면 편차가 꽤 클 수 있다.

데 높은 쪽의 혈압을 선택한다. 앞에서 말했듯이 측정할 때마다 약간의 혈압 차가 있으므로 두 번 이상 측정하여 평균값을 구하는 것이 바람직하다. 병원에서는 보통 수은혈압계를 사용하여 혈압을 측정하지만 집에서는 전자혈압계를 사용해도 무방하다.

약물 치료가 꼭 필요할까?

고혈압 치료에서 약물 치료는 일반인들이 가장 오해하는 부분이다.

평생 약물을 복용해야 한다는 부담감 때문에 약물 치료가 반드시 필요한 많은 환자들이 약물을 복용하지 않는다. 그런데 수십 년에 걸친 연구 결과에 따르면 약물을 복용하여 혈압을 적절히 유지하는 경우가 복용하지 않는 경우보다 훨씬 건강하게 오래 산다고 한다.

최근에는 고혈압 약물이 많이 개발되어 심각한 부작용을 초래하는 약물이 없으며, 설령 불편한 부작용이 생긴다고 해도 대체할 수 있는 약물이 많다. 따라서 생활습관을 개선했는데도 혈압이 적절하게 유지되지 않는다면 반드시 의사의 처방에 따른 약물을 복용해야 한다.

고혈압의 치료 효과에 대해서는 연구 결과가 축적되어 있다. 고혈압을 치료하면 일반적으로 뇌졸중은 35~40퍼센트, 심근경색은 20~25퍼센트, 심장기능상실(심부전증)은 50퍼센트 이상 감소한다.

신장, 혈관, 종양, 호르몬 등의 이상으로 생기는 2차성 또는 속발성 고혈압의 경우 수술 등의 치료가 필요하나 원인을 알 수 없는 본태성 고혈압은 약물 치료와 체중 유지, 적절한 운동, 염분 섭취 줄이기 등의 생활습관 개선이 우선이다.

생활습관 개선은 쉬운 것 같으면서도 아주 어려운 과제다. 그러나 고혈압 치료뿐 아니라 합병증 치료나 예방에도 매우 중요하므로 꾸준히 그리고 철저히 반드시 생활습관을 개선해야 한다. 생활습관만 고쳐도 혈압을 어느 정도 잡을 수 있다.

혈압은 어느 정도로 유지해야 할까?

고혈압 환자들은 혈압을 반드시 정상으로 유지해야 한다고 생각하는 경우가 많다. 물론 이 부분에 대해서는 학계에서도 논란이 많다. 최근 발표된 몇몇 연구에 따르면 혈압을 140/90$mmHg$ 미만으로만 유지해도 고혈압으로 인한 심혈관계 질환이 120/80$mmHg$ 미만으로 유지하는 것만큼 발생하지 않는다고 한다. 오히려 120/80$mmHg$ 미만으로 유지하려면 더 많은 약물을 복용해야 하고, 덩달아 약물 구입 지출도 늘어나며 부작용도 더 많았다고 한다. 따라서 많은 의사들은 혈압을 140/90$mmHg$ 미만으로 유지하는 것이 좋다고 말한다.

보통 나이를 먹을수록 혈압이 높아지는데 의사들은 이를 통해 고혈압이 혈관의 노화와 연관이 있다고 보고 있다. 따라서 노인 고혈압 환자를 꼭 치료해야 하는지에 대한 의구심이 생길 수 있는데, 여러 연구에 따르면 노인 고혈압 환자도 꾸준히 치료하는 것이 합병증을 줄이고, 사망률을 감소시킨다고 한다. 심장 질환이나 뇌졸중 등의 합병증이 있는 노인은 혈압을 140/90$mmHg$ 미만으로만 내리는 것이 좋으나, 합병증이 없는 80세 이상의 고령 환자는 목표 수준을 160/90$mmHg$ 미만으로 잡으면 된다. 60~80세에서의 혈압 목표 수준을 어떻게 잡을 것인지에 대해서는 아직 논란이 많다. 어떤 의사들은 150/90$mmHg$ 미만으로, 어떤 의사들은 140/90$mmHg$ 미만으로 유지하는 것이 좋다고 주장하고 있다. 이 논란은 더 연구되어야 할 과제다.

다양한 심혈관 질환 중 고혈압은 어떤 시점에 일정한 지역에서 나타나는 그 지역 인구에 대한 환자 수의 비율인 유병률이 가장 높은 질환이며, 대개 증상이 없어서 무시하고 지나치는 경우가 많다. 그러나 전 인류의 생명을 위협하고 합병증을 유발하는 위험한 질병이므로 정기적인 건강검진을 통해 자주 혈압을 체크해야 한다. 반면 생활습관 개선으로도 충분히 예방이 가능한 질환이므로 지속적인 관심이 필요하다.

심장 근육의 괴사,
심근경색증

보라매병원 순환기내과 전문의 **김상현**

50세의 남자 P씨는 아침 회의를 마치고 업무를 보던 오전 10시경 가슴 통증을 느껴 사무실에서 휴식을 취하면서 안정을 취했다. 그런데 식은땀이 흐르면서 가슴 통증이 점차 더 심해지자 오전 11시 30분경에 응급실로 내원했다. P씨는 평소 고혈압으로 3년 전부터 약을 복용하고 있었고, 25년 동안 담배를 하루에 한 갑씩 꾸준히 피웠다고 했다. 그의 형은 40대 초반에 관상동맥 질환으로 스텐트 삽입술을 받은 적이 있다고 했다.

응급실을 찾을 당시 P씨는 앞가슴과 왼쪽 가슴이 뻐근하게 아프다고 호소했고, 식은땀을 흘리면서 매우 괴로워했다. 응급실에서 심전도를 측정하고 나서 니트로글리세린 설하정을 투여했지만 가슴 통증은 호전되지 않았다. 심근경색이 의심되어 응급 관상동맥 조영

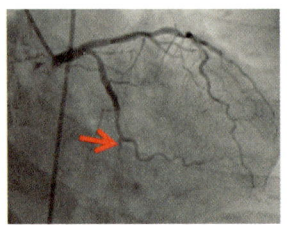 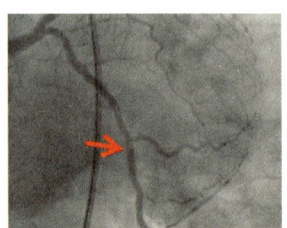

그림 1 좌측 회선지 관상동맥 원위부 완전 폐색

그림 2 좌측 회선지 관상동맥 원위부 재개통

술을 시행했고, 위 사진처럼 관상동맥 조영술에서 좌측 회선지 관상동맥이 완전히 막힌 것이 관찰되었다(그림 1). 우선 혈전 흡입 도관을 이용하여 혈전을 제거하고, 풍선확장술 후 약물 용출 스텐트를 삽입하자 혈류가 성공적으로 회복되었다(그림 2).

P씨에게는 급성 심근경색(하벽부), 고혈압, 고지혈증에 대한 약물 치료를 처방했으며, 경과를 관찰하다가 호전되어 퇴원시켰다. 이후 환자는 규칙적으로 외래 진료를 받으면서 약물 치료 중이다.

관상동맥 질환이란 무엇인가?

관상동맥 질환(또는 허혈성 심장 질환이라고도 한다)이란 관상동맥이 좁아지거나 막혀서 심장근육에 혈액을 충분히 공급하지 못할 때 나타나는 질환이다.

혈관이 좁아지는 원인은 혈관벽에 콜레스테롤 등과 같은 지방질

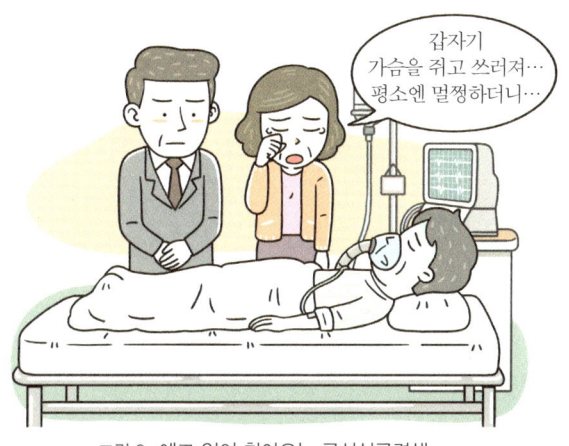
그림 3 예고 없이 찾아오는 급성심근경색

이 쌓이는 동맥경화증과 이에 동반되는 혈전(피떡) 때문이다. 다시 말하면 관상동맥 질환은 협심증과 심근경색증을 포함하는 의학 용어로, 동맥경화증과 혈전으로 인해 관상동맥이 좁아진 경우를 협심증이라고 하고, 갑자기 막힌 경우를 심근경색이라고 한다(그림 4).

관상동맥이 좁아져 있는 협심증 환자의 경우, 초기에는 휴식 중에는 통증이 없다가 활동하거나 운동을 할 때 가끔 가슴 통증이 나타난다.

운동을 하거나, 계단을 올라가거나, 무거운 짐을 드는 등 힘든 일을 할 때 그만큼 심장이 더 많은 일을 해야 하므로 혈액(영양분과 산소)이 더 필요하기 때문인데, 관상동맥이 좁아져 있으면 심장으로의 혈액 공급 증가에 한계가 있어, 상대적으로 심장으로 가는 혈액

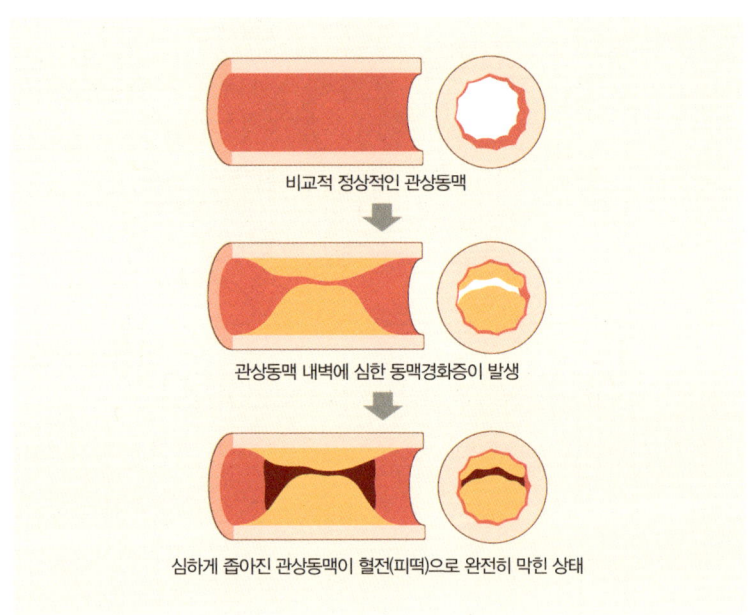

그림 4 관상동맥 혈관의 동맥경화증과 혈전으로 발생한 심근경색의 모습

(산소)이 부족해진다. 이때 환자들은 가슴 통증, 즉 가슴이 뻐근한 증상을 느끼게 된다. 하지만 다시 안정을 취하면 심장도 그만큼 일을 덜해도 되므로 심장근육의 영양분과 산소 요구량이 줄어들어 좁아진 관상동맥으로도 혈액이 어느 정도 공급되기 때문에 가슴 통증이 사라진다. 이런 이유로 힘든 일을 할 때에는 가슴이 아프다가도 조금 쉬면 증상이 사라진다. 그러나 혈관이 더 심하게 좁아지면, 안정 상태에서도 가슴 통증이 발생한다(그림 4).

관상동맥에 혈전이 생겨 혈관이 완전히 막히면 혈전을 없애기 전

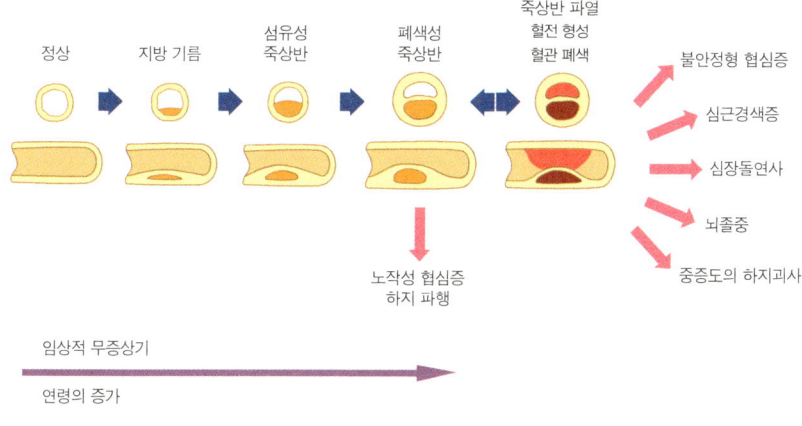

그림 5 동맥경화증의 진행 과정

에는 심장으로 혈액이 공급되지 않는다. 이처럼 혈액이 30분 이상 공급되지 않으면 심장근육이 죽는 심근경색이 나타나는데, 이때는 휴식을 취해도 가슴 통증이 사라지지 않고 계속된다. 즉, 좁아진 관상동맥을 혈전이 막아서 심장으로 혈액이 공급되지 않아 심장근육이 죽게 되고, 가슴 통증이 30분 이상 계속된다는 말이다.

심장근육에서 한 번 죽은 부위(심근경색 부위)는 다시 살아나지 못하고 기능이 없어진다. 그래서 심장의 펌프 기능이 약해져 숨이 차고 몸이 붓는 심장기능상실에 빠지거나, 부정맥이 발생하거나 혹은 심장마비가 올 수 있다. 따라서 협심증이 있다면 심근경색으로 진행되는 것을 막기 위해 적절한 치료를 받아야 한다.

청소년기가 지나면 15~20세 사이에 동맥경화 과정이 시작되는

데, 초기에는 동맥벽 안쪽에 지방 기름이 쌓인다. 이후 콜레스테롤을 포함한 섬유성 죽상반이 동맥벽 안쪽에 쌓여 점점 커지면서 혈관을 좁게 만들어 피의 흐름을 방해한다. 이후 죽상반이 혈관 단면적의 75퍼센트 이상을 차지하는 폐색성 죽상반으로 커지면서 가슴 통증이 생기고 걸어갈 때 다리 통증 등의 증상이 발생할 수 있다(그림 5).

결국에는 죽상반이 파열되어 죽상반 안에 있던 콜레스테롤과 염증 인자가 혈액에 노출되면서 혈액이 굳어 혈전을 형성해 동맥이 막히게 된다. 이러한 과정이 동맥경화의 진행 과정으로서 수년 혹은 수십 년 동안 서서히 진행되나, 죽상반의 파열 및 혈전 형성은 수 시간 내에 발생할 수 있으므로, 심근경색이나 뇌졸중이 갑자기 나타날 수 있는 것이다.

♡ 심근경색 증상, 30분 이상 지속되는 통증

심근경색의 증상으로는 앞가슴이 아프거나 뻐근하게 조여드는 듯한 느낌, 쪼개지는 듯한 느낌, 불쾌감 혹은 심한 압박감 등이 있다. 한 손가락으로 아픈 부위를 찍어서 가리킬 수 없고, 손바닥으로 앞가슴을 덮을 정도의 부위에 둔한 통증이 나타나는 것이 특징이다. 이런 통증이 가슴뿐만 아니라 팔이나 목, 턱, 어깨까지 뻗치듯이 나타날 수 있으며, 어떤 경우는 윗배, 어깨뼈 사이, 목구멍 등에만 통증이 있어 위, 담낭, 치과 질환 등으로 오인하기도 한다. 아픈 증상이외에도 숨이 차고, 체한 것같이 소화가 안 되고 구역질, 구토 등의 증상이 나타나기도 한다.

협심증의 경우 가슴 통증은 30초에서 30분까지 지속될 수 있으나 대개는 2분에서 5분 사이에 사라진다. 하지만 가슴 통증이 30분 이상 지속되면서 사라지지 않는 경우, 특히 평소 협심증이 있던 환자가 30분 이상 통증이 지속된다면 이는 심근경색으로 진행된 경우이므로, 이럴 때에는 시간을 지체하지 말고 병원에 가야 한다.

물론 가슴이 아프다고 모두 협심증이나 심근경색은 아니다. 가슴 통증은 관상동맥 질환 이외의 다른 심장병에서도 생길 수 있으며, 식도염, 위-식도 역류, 위-십이지장 궤양, 췌장염 등 위장관 질환, 폐질환, 폐동맥고혈압, 심장판막증, 가슴 부위의 신경·근육·관절에 이상이 있는 경우, 스트레스, 우울증, 불안 상태 등 원인이 복합적인 경우가 많다.

우선 가슴에 통증이 느껴지면 바로 하던 일을 멈추고 편안한 자세로 안정을 취하면서 통증이 사라지는지 관찰한다. 통증을 없애기 위해 니트로글리세린 설하정이나 스프레이를 투여할 수 있다. 니트로글리세린 설하정을 혀 밑에서 녹이면 5분 이내에 효과가 나타난다. 5분 이내에 효과가 나타나지 않으면 설하정을 한 번 더 혀 밑에 넣어 녹인다. 이렇게 3~4회 반복했는데도 가슴 통증이 지속된다면 심근경색으로 진행되었을 가능성이 높으므로, 지체하지 말고 가까운 병원 응급실로 간다.

💗 심근경색은 어떻게 진단할 수 있을까?

문진 시 환자의 증상을 분석해 보면 대략적인 진단이 가능하지만 정확한 진단과 안전한 치료를 위해서는 검사를 해야 한다. 15퍼센트 정도는 가슴 통증 없이 증상이 나타나는 경우도 있다. 특히 고령, 여자, 당뇨병이 있는 경우나 큰 수술 직후에는 심근경색임에도 불구하고 가슴 통증을 느끼지 못할 수도 있다.

앞서 소개한 진단법 중에 심전도 검사는 기본적으로 시행한다. 경우에 따라서는 심전도에 이상 소견이 확실하게 나타나지 않을 수도 있으므로 5~10분 간격으로 심전도 검사를 해야 한다. 그리고 심근경색으로 인해 심장근육이 손상되었는지는 혈액검사를 통해 알 수 있는데 이는 관상동맥이 막히고 나서 5분이 지나면 심장근육이 죽기 시작하고 4시간 정도 지나면 혈액에서 심장근육이 손상되어 나온 근육 구성 성분(크레아틴 키나제, 트로포닌)의 일부를 측정할 수 있기 때문이다. 심근경색 초기에는 혈액검사에서 정상으로 나올 수도 있다.

심근경색으로 입원한 경우에는 4~6시간 간격으로 혈액검사를 하여 심장근육 손상의 심한 정도를 평가하고, 입원과 퇴원 시기는 심장근육 손상이 점점 감소하여 혈액 수치가 호전되는가를 보고 판단하여 결정한다.

심근경색 병력이 있는 환자라면 심장초음파 검사를 통해서 심장근육이 죽어 있는 부위 혹은 경색이 안 된 부위의 남아 있는 심장 펌프 능력 및 심장판막 기능도 알 수 있다. 따라서 환자의 전반적인 심장 기능이 어느 정도인지를 알 수 있고 환자의 향후 운동 능력, 심장 기능이 회복될 수 있는지의 여부, 합병증이 생길지, 위험도가 어느 정도인지 등 다양한 정보를 알 수 있다. 급성 심근경색의 경우에는 심장초음파 검사를 생략하고 바로 조영술로 검사 및 치료를 하는 경우가 더 많다.

관상동맥 조영술(심혈관 조영술)은 관상동맥에 방사선에 잘 보이는 조영제라는 약물을 넣어 검사하는 방법으로 혈관이 좁아지거나 막힌 부분을 직접 눈으로 확인하고 치료할 수 있는 가장 정확하고 중요한 검사다. 이 검사법은 국소마취를 이용하며, 다리 대퇴부의 혈관(넙다리동맥) 혹은 손목의 혈관(노동맥)에 바늘을 찌른 후, 카테터라는 가느다랗고 부드러운 관을 몸속에 삽입해 관상동맥까지 넣은 후, 조영제를 관상동맥에 밀어 넣으면서 엑스선을 촬영하는 방법(투시 촬영기)이다.

혈관 안쪽이 동맥경화로 인해 좁아진 모양이 그대로 보여 정상에 비해 혈관이 얼마나 좁아졌는지 혹은 완전히 막혔는지를 눈으로 바로 확인할 수 있다. 좁아지거나 막힌 부분이 있으면 이 카테터를 통해 풍선을 넣어 부풀려 줌으로써 동맥경화로 인해 좁아진 곳을 넓히기도 하고, 금속으로 만들어진 그물망 모양의 '스텐트'라는 것을 넣어서 관상동맥의 벽을 지지해 줌으로써 다시 좁아지는 것을 방지하기도 한다.

관상동맥 조영술은 심전도나 심장초음파 검사에 비해 환자의 동맥 안으로 카테터를 직접 넣어 조작하기 때문에 합병증이 생길 확률이 높은 검사이나, 심근경색의 경우엔 응급으로 막힌 혈관을 빨리 뚫는 것이 심장근육 손상을 줄이는 최선의 방법이다.

♡ 급성 심근경색의 치료법

급성 심근경색의 경우 입원 치료가 원칙이며, 초기에는 중환자실에서 치료한다. 아래는 급성 심근경색의 치료 방법이다.

관상동맥 풍선확장술 또는 스텐트 삽입술

응급으로 관상동맥 조영술을 시행하게 되면 협착의 수, 정도, 부위, 해부학적 특징에 따라 경피적 관상동맥 확장술을 시행하게 된다. 확장술은 혈전을 흡입하고 풍선으로 확장하며 스텐트를 삽입하는 과정으로 시행된다.

관상동맥 풍선확장술은 관상동맥 조영술과 마찬가지로 끝부분에 풍선이 붙어 있는 카테터라는 도관을 이용해 좁아진 혈관 부위에 풍선을 자리 잡게 하여 부풀려, 막히거나 좁아진 혈관을 넓혀 피가 잘 통하도록 하는 것이다. 합병증으로는 혈전이나 관상동맥의 박리에 의해 급성 관상동맥 폐쇄가 일어날 수 있는데, 최근에는 '스텐트' 삽입과 우수한 혈소판 응집 억제제의 도움으로 이러한 합병증이 많이 감소했다.

풍선으로만 시술한 경우에는 시술 후 6개월 정도 지나면 약 30퍼센트에서 관상동맥 재협착이 발생할 수 있다. '스텐트' 삽입술을 함께하면 이러한 재협착을 약 1/3~1/5로 낮출 수 있으며 9개월 경과 후 재협착률은 5퍼센트 정도다. 최근에는 재협착을 예방하는 약물이 코팅된 약물 방출 스텐트가 널리 이용되고 있다. 이러한 관상동맥 풍선확장술과 스텐트 삽입술이 발달하면서 최근에는 수술보다 이러한 시술을 하는 경우가 많아졌다.

혈전 용해 약물 치료

관상동맥 조영술 및 스텐트 삽입술을 시행하는 대신 혈전을 녹이는 주사제인 혈전용해제를 투여할 수도 있다. 심근경색은 관상동맥이 혈전에 의해 완전히 막혀 생기는 관상동맥 질환인데, 초기에는 혈전용해제를 사용할 수 있다.

관상동맥 시술과 혈전용해제 투여는 각각 장단점이 있다. 가슴 통증이 발생하고 3시간 이내에 병원에 내원하는 경우에는 두 가지 치료법의 효과가 비슷하다. 따라서 관상동맥 시술을 준비하느라 치료시간을 1시간 이상 지연시키는 것보다는 혈전용해제를 투여하는 것이 나을 수도 있다. 하지만 혈전용해제 치료의 경우 뇌출혈의 부작용 위험이 있으므로 3시간 이내에 병원에 왔더라도 관상동맥 시술을 하는 경우도 많다. 가슴 통증이 발생한 지 3시간이 넘었다면 관상동맥 시술을 하는 것이 혈관 재개통 효과가 더 좋기 때문이다.

막힌 혈관을 뚫은 이후에는 다시 막히지 않도록 예방하는 것이 중요하므로 약물 치료를 꾸준히 받아야 한다. 혈전 형성을 예방하는 항혈소판제, 나쁜 콜레스테롤을 낮추어 동맥경화를 일으키는 노폐물의 축적을 막는 스타틴, 심장근육의 부담을 줄이고 부정맥 발생을 예방하는 베타 차단제, 심장근육의 재형성을 조절하고 심장근육의 수축력 향상을 도와주는 앤지오텐신 전환효소 억제제나 앤지오텐신 수용체 차단제 등은 환자의 생명을 살리는 중요한 약물이므로 반드시 꾸준히 복용해야 한다.

항혈소판제는 혈소판의 응집을 억제하여 관상동맥이 혈전에 막혀 다시 좁아지는 것을 예방한다. 흔히 아스피린을 사용하며 심각하지 않은 출혈이나 위장관장애가 있을 수 있다. 최근에는 위장장애를 대폭 줄인 아스피린제제를 사용하고 있다. 그 외 위장장애가 적은 고가의 약으로는 클로피도그렐, 프라슈그렐, 브릴린타, 실로스타졸 등이 있다.

시술 초기에는 아스피린을 포함한 두 가지 이상의 약제를 복용해야 하며, 약물 방출 스텐트를 시술받은 경우에는 아스피린을 포함한 두 가지 이상의 항혈소판제를 1년 동안 꾸준히 복용하여 스텐트가 혈전으로 막히는 것을 예방해야 한다. 1년이 경과한 후에는 약제를 하나로 줄일 수 있으나, 재발 우려가 있는 고위험군인 경우 평생 두 가지 약제를 복용해야 할 수도 있다.

베타 차단제는 심장박동을 느리게 하고 심장근육의 수축력을 감소시켜 심장근육의 산소 요구량을 감소시킨다. 부정맥 발생을 예방하여 사망을 막을 수 있다.

고지혈증(특히 고콜레스테롤혈증)은 동맥경화의 중요한 요인 중 하나다. 따라서 고지혈증 치료는 관상동맥 질환의 재발 예방에 매우 중요하다고 할 수 있다. 흔히 사용하는 항고지혈증제제로는 스타틴이 있으며, 나쁜 콜레스테롤을 낮추어 노폐물 축적을 막고 죽상경화반의 파열을 막는 효과가 있다. 최근에는 심근경색 환자라면 모두 콜레스테롤 수치에 상관없이 스타틴을 복용하는 것이 좋다고 알려졌다. 이 약물은 부작용이 거의 없지만 간손상, 근육통이나 근육병증, 혈당 증가 등이 발생할 수 있다. 하지만 이러한 부작용보다는 심장을 보호하는 효과가 커 반드시 복용하라고 권하고 있다.

앤지오텐신 전환효소 억제제 또는 앤지오텐신 수용체 차단제는 심근경색 환자에게 사용하면 심장근육의 재형성을 조절하고 심장근육의 수축력 향상을 도와주어 사망률이 감소한다고 알려져 있다. 특히 당뇨로 인한 신장 합병증을 예방하여 유익하다. 앤지오텐신 전화효소 억제제는 부작용(약 10퍼센트)으로 가래가 없는 마른기침이 생길 수 있으며, 심하지 않으면 계속 복용해도 되지만, 기침이 일상생활에 문제가 될 정도로 심하면 앤지오텐신 수용체 차단제로 바꿀 수 있다.

이외에도 혈관을 확장시켜 좁아진 혈관으로 혈액이 원활하게 공급되도록 하거나 심장의 과도한 운동을 줄여 심장의 부담을 줄여 주는 작용을 하는 것으로 경구 질산염 제제(예를 들어 니트로글리세린 등), 칼슘길항제가 필요한 경우도 있다.

가슴을 쥐어짜는 통증,
협심증

삼성서울병원 순환기내과 전문의 박성지

심장은 크게 3개의 심장혈관(관상동맥)에 의해 산소와 영양분을 받고 쉴 새 없이 활동한다. 동맥경화증, 혈전증, 혈관의 수축 및 연축 등의 원인에 의해 3개의 관상동맥 중 어느 한 곳에서라도 갑자기 또는 서서히 아주 오랜 기간 동안 협착(수축 등의 원인에 의해 혈관 등의 통로 지름이 감소하는 것)이 일어나는 경우, 심장의 전체 또는 일부분에 혈류 공급이 감소하면서 산소 및 영양 공급이 급격하게 줄어든다. 그래서 2차적으로 심장근육에 피가 잘 안 가는 허혈 상태에 빠지게 되는데 이러한 상황을 협심증이라고 한다.

어느 날 50대 남성 L씨가 잔뜩 긴장한 얼굴로 진료실로 들어왔다. 약 한 달 전부터 계단을 오르거나 빨리 걸으면 가슴 한복판을 쥐어짜는 듯한 통증이 발생했다고 한다. 그 통증은 5분 정도 지속되지만

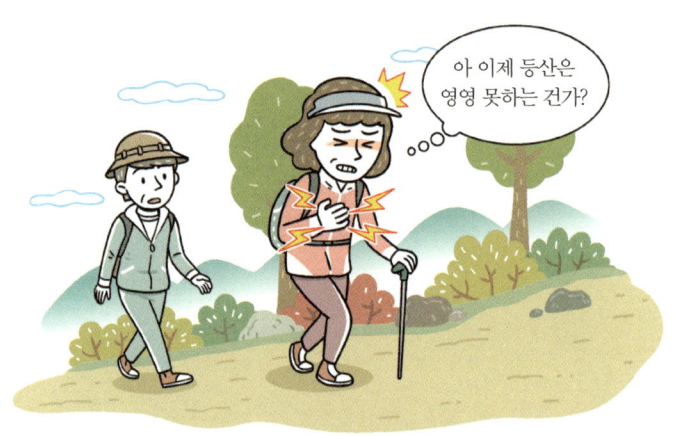

그림 1 안정형 협심증
평소 별 이상이 없으나 일정 강도 이상의 활동을 하면 가슴 통증이 나타난다.

쉬거나 안정을 취하면 바로 없어진다고 했다. 평소 등산을 가면 같은 또래 친구들에 비해 가장 먼저 정상에 오를 정도로 건강에 자신이 있었기 때문에 가슴 통증을 대수롭지 않게 생각했다고 한다. 그런데 가슴을 쥐어짜는 듯한 통증이 약 2주 전부터 이전보다 자주 발생하고 요즘에는 가만히 앉아만 있어도 한 번씩 발생해 심장 검사를 받아 봐야겠다는 마음에 병원을 찾았다고 했다.

그는 평소 고혈압이나 당뇨와 같은 만성병을 진단받은 적은 없지만, 20대 때부터 지금까지 매일 담배 한 갑 이상씩 피우는 흡연력이 있었다.

운동 시 발생하는 가슴을 쥐어짜는 듯한 가슴 통증과 장기간의 흡연력. 이 두 가지를 고려했을 때 허혈성 심장 질환 중 협심증이 의심되는 상황이었다.

　협심증은 증상이 나타나는 양상이나 정도에 따라 안정형, 불안정형, 변이형 협심증으로 구분한다. 안정형 협심증은 말 그대로 안정했을 때나 일상생활에서는 별 이상이 없으나 일정한 강도 이상의 활동(달리기를 하거나 빠르게 걸을 때)을 할 때만 가슴 통증이 나타나고 쉬면 그 증상이 없어지는 것이 특징이다.

　불안정형 협심증은 불안한 상태의 협심증이라 생각하면 이해하기가 수월하다. 활동할 때만 나타나던 가슴 통증이 이전보다 자주 발생하고, 가슴 통증이 오랜 기간 지속되고, 쉬면 사라지던 가슴 통증이 쉬어도 사라지지 않고 발생하는 것이다. 이 상태는 심근경색증으로 진행할 가능성이 높으므로 즉시 병원을 방문하여 순환기 전문의의 진료를 받아야 한다.

　마지막 협심증의 종류는 변이형 협심증이다. 보통 협심증과 다른 이상한 돌연변이 같은 협심증이란 뜻으로 활동과는 상관없이 주로 한밤중이나 이른 새벽에 증상이 나타나는데 관상동맥이 좁아지거나 막힌 부분 없이 관상동맥이 경련을 하여 일어나는 협심증이다.

　L씨의 경우는 어떤 협심증에 해당할까? 이전에는 계단을 오르거나 빨리 걸으면 가슴 한복판을 쥐어짜는 듯한 통증이 발생했고 쉬거나 안정을 취하면 바로 사라졌다. 하지만 2주 전부터 이전보다 자주 발생하고 가만히 앉아 있어도 한 번씩 발생하는 협심증인 불안정형 협심증이 의심되었다. 건강에 알람이 울리는 단계다.

그렇다면 왜 심장혈관에 협심증과 같은 병이 생기는 걸까? 고령, 흡연, 고혈압, 당뇨, 비만, 고지혈증(고콜레스테롤혈증), 가족력(부모 형제 중 남자 55세 이하, 여자 65세 이하의 연령에서 허혈성 심장 질환을 앓은 경우)이 협심증의 위험 요인이다. L씨는 다른 위험 인자는 전혀 없었지만 오랜 기간 동안의 흡연력이 원인으로 작용했을 것이다.

"가슴 아프게~~ 가슴 아프게~~"라는 유행가 가사가 머리에 맴돈다. 이렇게 가슴만 아프면 다 심장혈관이 막히는 병을 의심해야 할까? 하루에도 몇 번씩 가슴이 철렁거리는 현대인들은 모두 협심증 환자일까?

누가 봐도 협심증으로 의심해야 하는 특징적인 가슴 아픔의 느낌은 가슴 한복판을 쥐어짠다, 가슴에 싸한 느낌이 든다, 고춧가루를 뿌려놓은 것 같다, 바윗덩어리가 가슴을 짓누르는 것 같다, 뻐근하다, 화끈하게 달아오르는 것 같다는 것이다. 혹은 '명치가 아프다' 또는 '턱끝이 아프다'라고 호소하는 경우도 있고, '속이 아프다', '가슴이 쓰리다'라고 호소하는 경우도 있어 가슴 통증의 느낌만으로 진단하기는 어렵다.

가슴 통증은 30초에서 30분까지 지속될 수 있으나 대개는 2~5분 정도 지속된다. 어떨 때 이런 가슴 아픔이 나타날까? 빨리 걷거나 뛰는 경우, 계단이나 가파른 언덕을 오르는 경우, 무거운 것을 들고 움직이는 경우, 찬 공기를 쐬거나 음식을 많이 먹는 경우, 공포, 분노 중 정신적 긴장이나 스트레스에 의해서 생길 수 있다. 하지만 하던 일을 멈추고 휴식을 취하면 가슴 통증이 줄어드는 것이 특징이다.

협심증의 진단

협심증의 진단은 주로 심전도 및 운동부하 검사(트레드밀 테스트), 심장초음파 검사, 관상동맥 조영술을 통해 내린다.

협심증 환자에게서는 심장초음파 검사를 통해 혈액 공급이 부족한 심장 부위의 심장근육 움직임이 떨어져 있는 것이 관찰되기도 한다. 기본적인 심장 기능을 확인하고 협심증 이외 심장에 있을 수 있는 다른 질환이 같이 있는지 확인할 수 있다. 심장초음파에서 이상이 없는 경우도 많은데 이는 많은 환자가 운동 시 가슴 통증을 호소하는 데에 비해서 심장초음파는 가만히 누워서 휴식 시에 시행하기 때문이다. 따라서 심장에 인위적으로 부하를 가하여 관상동맥의 예비능을 평가하는 방법을 부가적으로 이용하는데, 이를 부하 검사라고 한다. 그 방법의 하위에는 러닝머신을 이용한 운동부하 심장초음파 검사, 약물을 이용한 약물부하 심장초음파 검사가 비교적 흔하게 이용되는 부하 검사법이다.

관상동맥 조영술은 환자의 동맥혈관 안으로 카테터를 직접 넣어서 조작하기 때문에 다소 합병증이 생길 수 있는 검사이므로 협심증이 의심된다고 모두 심혈관 조영술을 하지는 않는다.

L씨의 경우는 심전도, 심장초음파 검사에서는 이상이 없었고, 러

닝머신을 이용한 운동부하 검사를 시행했는데 그 결과 심장혈관이 아주 많이 막힌 소견이 의심되어 심혈관 조영술을 하게 되었다. 심혈관 조영술을 통해 예상대로 심장혈관 3개 중 1개가 거의 꽉 막혀 있는 것을 진단할 수 있었고, 스텐트를 삽입하는 관상동맥 중재술을 시행받게 되었다.

💗 협심증은 어떻게 치료할까?

협심증은 위험 인자의 조절로 충분히 치료할 수 있다. 고혈압이 있는 경우에는 혈압 조절이 필수적이고, 고지혈증(고콜레스테롤혈증)이 있는 경우 약물로 혈중 콜레스테롤 수치를 낮추어야 한다. 당뇨병이 있는 경우 적절한 운동과 음식물 섭취를 줄여서 체중을 감소시켜야 한다. 또한 규칙적인 운동과 휴식을 통해 정신적 스트레스를 해소시키고, 금연해야 한다.

  약물 치료는 협심증의 증상을 가라앉히는 역할을 하며, 비약물 치료로는 앞서 소개한 경피적 관상동맥 풍선확장술 및 스텐트 삽입술이 있다. 좁은 관상동맥 내에 풍선을 넣어 혈관을 넓혀 주거나, 혈관 내에 스텐트라고 하는 특수한 지지대를 삽입하여 혈류를 개선시키는 치료법이다. 이런 치료가 불가능할 경우 흉부외과에 의뢰하여 좁아진 혈관을 우회하여 혈액이 공급되는 새로운 샛길을 만들어 주는 관상동맥 우회술도 있다. 자세한 치료에 대해서는 이후에 설명하기로 하겠다.

L씨의 경우는 스텐트 삽입술을 성공적으로 마치고 퇴원하기로 했다. 퇴원 전날 환자분이 심각한 얼굴로 물었다. "저는 앞으로 평생 청계산에는 못 올라가나요?"

흔히 환자들이 궁금해하는 것이 협심증인 경우 앞으로 어떻게 생활하고 지내야 하는지에 대한 것인데 너무 심각하게 생각하지 않아도 된다. 다만 가슴 통증이 생길 정도로 운동하는 것을 피하면 된다. 적당한 강도의 지속적인 운동이면 충분하다. 조깅, 자전거 타기, 계단 오르내리기 정도로도 충분하다.

또 맥박수를 재어 운동량을 결정해야 하는데, 30대의 경우 95~140회, 40대의 경우 90~135회, 50대의 경우 85~125회, 60대의 경우 80~120회, 70대의 경우 75~115회 정도를 지속적으로 유지시키고 점차 서서히 증가시키는 것이 좋다. 운동 전후에 5분씩 준비운동과 정리운동을 하는 것도 필요하고 늦가을부터 초봄까지 찬바람이 불 때는 야외 운동은 삼가는 것이 좋다.

L씨의 경우 청계산 등반도 천천히 산책을 한다는 기분으로 시도한다면 무리한 일은 아닐 것이다.

일상생활조차 힘들어지는
심장기능상실(심부전증)

분당서울대학교병원 심장혈관센터장 **최동주**

평소 건강하던 40대 후반의 K씨는 대기업 영업부장으로 직업상 전국을 돌아다닌다. 유일한 취미는 등산으로 주말에 가까운 산을 찾아 자주 오른다. 그런데 요즘은 산에 오르지도 않는데 숨이 차고 발과 다리가 계속 붓는다며 병원을 찾았다.

"약 한 달 전부터 산행 초반부터 숨이 턱턱 차서 등산이 너무 힘들었습니다. 산행을 마치고 집에 오면 발등이 퉁퉁 부어 있고요. 일주일 전부터는 거래처를 방문하는 것조차 힘들어졌고, 계단으로 한두 층만 올라가도 숨이 턱까지 차올라요. 그리고 발등만 부었었는데, 이제는 다리와 등까지 부어올랐습니다."

20대 후반의 A씨는 결혼한 지 6개월 된 새내기 가정주부다. 밤새 숨이 차서 응급실로 내원했다.

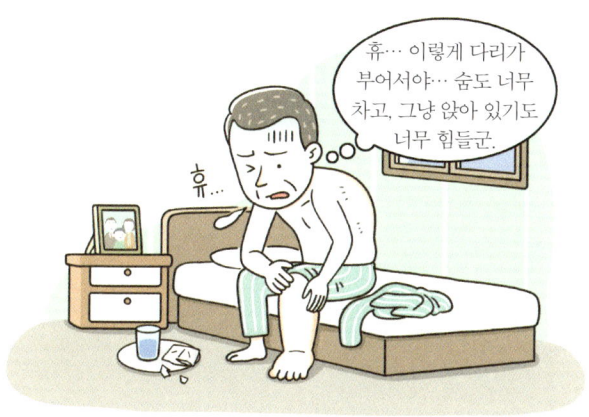

그림 1 심장기능상실
심장이 우리 몸에 혈액을 제대로 펌프질할 수 없어 호흡곤란과 부종 등의 증상이 나타난다.

"약 10일 전에 몸살 기운과 미열이 있었어요. 감기려니 생각하고 해열제 몇 번 먹었더니 괜찮아졌고요. 그런데 이틀 전부터 숨이 차기 시작했어요. 새벽에 증세가 점점 심해졌고, 잠을 자다가 숨이 너무 차서 깼어요. 결국 뜬눈으로 밤을 새웠어요."

위와 같은 증상은 심장기능상실을 의심할 수 있는 상태이므로 이와 같은 증상을 겪을 때는 반드시 병원을 찾아 담당의와 상담하는 것이 좋다.

심장기능상실이란 심장이 '완전하지 못한 상태' 혹은 '심장이 고장 나서 기능이 부족한 상태'라고 할 수 있다. 실제로 심장기능상실을 의학서에서는 '심장의 모양과 조직적·세포학적 형태가 어떤 원인 혹은 질환에 의하여 변형되어 심장이 펌프질하고 혈액을 순환시

표 1 심장기능상실로 발생할 수 있는 증상과 징후

전형적 증상	특이적 징후	비전형적 증상	비특이적 징후
• 호흡곤란 • 기좌호흡(누우면 발생하는 호흡곤란) • 야간 호흡곤란 • 피로감과 운동 능력의 감소 • 발목의 함요부종	• 경정맥(목에 있는 정맥) 팽창 • 간경정맥 반사 • 제3심음 • 심첨부의 측방 이동 • 심잡음	• 야간 기침 • 천명음(호흡 시 쌕쌕 소리) • 체중 증가 • 복부 팽만감과 식욕 감퇴 • 우울감과 혼동 • 두근거림 • 실신	• 말초부종 • 폐수포음 • 늑막액 발생 • 간비대, 복수 • 악액질(고도의 전신 쇠약 증세) • 불규칙한 맥박 • 빠른 호흡

킬 수 없는 상태'라고 규정하고 있다. 다시 말해 심장이 심하게 망가져서 우리 몸에 혈액을 펌프질할 수 없는 상태에 이른 것을 가리킨다.

심장기능상실은 서서히 시작되어 병세가 점점 악화되는 만성 심장기능상실과 갑자기 발병하여 급속히 나빠지는 급성 심장기능상실로 나누어진다. 만성 심장기능상실은 심근병증, 허혈성 심장 질환, 고혈압, 당뇨병 등 심장을 침범할 수 있는 질환이라면 어떤 질환이든 상관없이 원인이 될 수 있다.

하지만 급성 심장기능상실은 바이러스 감염, 중증 심근경색 등이 대표적인 원인이다. 즉, 만성 심장기능상실이 천천히 심장을 태워 망가뜨리는 화롯불이라면, 급성 심장기능상실은 한 번에 타오르는 장작불이다.

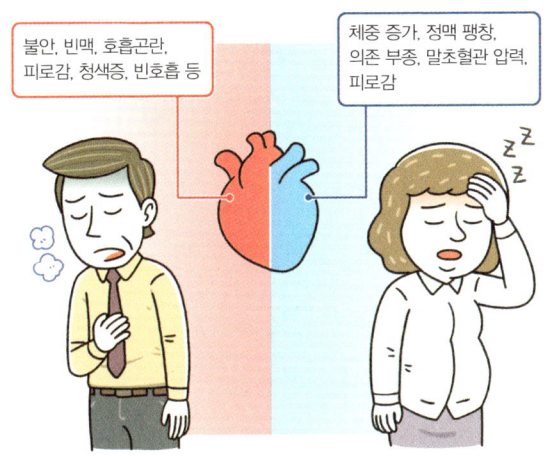

그림 2 왼심장기능상실 증상(왼쪽)과 오른심장기능상실 증상(오른쪽)

💚 어떤 경우에 심장기능상실을 의심해야 할까?

심장기능상실에서 가장 흔하게 나타나는 증상은 호흡곤란과 몸이 붓는 부종이다. 그중 호흡곤란은 특히 심장의 좌심실 기능이 떨어져 좌심실로 들어오는 혈액이 정체 혹은 저류되어 폐에 물이 차서 일어난다. 호흡곤란은 심장기능상실, 폐질환, 빈혈, 청색증을 일으키는 선천성 심장 질환 등 다양한 원인에 의해 유발되므로 정확한 원인을 찾아 심장기능상실에 의한 것인지 알아야 한다.

심장기능상실에 의해 나타나는 호흡곤란의 경우는 주로 움직일 때, 밤에 잠을 잘 때, 누워 있을 때 발생하는 반면 폐질환이 원인인 경우는 정지 상태나 앉아 있을 때에도 발생한다.

부종은 오른쪽 심장의 기능이 나빠지면 발생한다. 즉, 온몸을 돌아 심장으로 유입되어야 할 혈액이 정체되면(오른쪽 심장의 후방으로 혈액이 정체되어) 정맥의 압력이 높아져 울혈이 생기고 부종, 복수, 간비대 등을 일으키는 것이다.

💚 심장기능상실은 어떻게 진단할까?

심장기능상실은 다양한 심장 질환에 의해 발생한다. 원인이 되는 질환으로는 심장판막 또는 심장근육 질환, 관상동맥 질환, 부정맥 질환 등이 있다.

심장기능상실은 원인이 되는 질환이 계속 진행되면서 심장 기능이 떨어지면 발생한다. 심장판막 질환과 심장근육 질환은 일반적으로 심장초음파나 심장 MRI 검사를 통해 진단할 수 있으며, 관상동맥 질환은 심장혈관 CT, 관상동맥 조영술 등을 통해 진단이 가능하다. 부정맥 질환은 여러 종류의 심전도 검사를 통해 진단할 수 있다. 심장기능상실의 진단과 심장 기능의 평가는 이러한 검사를 종합적으로 검토하여 내리게 된다.

구조적 또는 기능적 심장 이상이나 심장기능상실이 검사를 통해 발견되었다면 약물 치료가 우선이다. 그리고 심장초음파 검사를 주기적으로 받아 심장 기능을 지속적으로 체크해야 한다.

심장기능상실의 경우에는 심장초음파 검사를 통해 일반적으로 수축 기능과 이완 기능을 체크한다. 이때 수축 기능은 심장에서 혈액을 뿜어내는 능력을 의미하며, 이러한 능력을 수치로 표시한 것을 좌심실박출률이라고 한다. 좌심실박출률이 50퍼센트 이상이면 심장으로 들어온 혈액의 50퍼센트 이상을 한 번에 박출하여 내보낸다는 의미이므로 수축 기능이 정상이라는 말이다. 좌심실박출률이 40퍼센트 이하면 심장의 수축 기능이 많이 약해졌음을 의미한다.

심장의 이완 기능은 심장이 혈액을 받아들이는 능력을 의미한다. 심장이 이완기에 폐에서 산소를 보충한 혈액을 잘 받아들여야 폐혈관에 혈액이 정체되지 않는다는 말이다.

그런데 심장의 이완 기능이 떨어져 폐에서 심장으로 보낸 혈액을 심장이 전부 받아들이지 못하면, 심장의 이완기 압력이 점차 상승하고 폐에 체액이 정체되거나 저류되어 폐부종으로 이어질 수 있다. 이러한 이완 기능의 평가는 심장초음파에서 승모판(좌심방에서 좌심실로 가는 입구에 있는 판막)의 혈류 유입 속도와 승모판륜의 움직임 등을 측정하여 간접적으로 평가한다.

심장기능상실이 의심되어 병원을 방문하면 문진과 신체검사, 흉부 엑스선 촬영, 심전도 검사, 혈액검사(일반적 검사 외에 BNP 혹은 NT-proBNP라는 검사가 유용하다), 심장초음파 검사 등의 검사를 거쳐 진단을 내리고, 필요에 따라 CT, MRI, 관상동맥 조영술 등을 시행한다.

💚 심장기능상실의 발생 과정

심장은 전신에 혈액을 공급하는 펌프 기능을 하는 장기다. 심장에서 뿜어내는 심박출량(우심실 또는 좌심실에서 박출되는 혈액량)은 1회 박출량에 심장박동수를 곱하여 구한다.

- 심박출량(L/min) = 1회 박출량(L/beat) × 심장박동수(beat/min)

- 1회 박출량 = $\dfrac{\text{정맥환류량} \times \text{심장근육 수축력}}{\text{혈류저항}}$

1회 박출량은 심장으로 돌아오는 정맥환류량과 심장근육의 수축력을 곱한 값을 혈류저항으로 나누면 된다.

따라서 운동을 하거나 등산을 할 때처럼 심박출량을 늘려야 하는 상황이 되면 심장박동수가 증가하고, 심장근육의 수축력이 더욱 상승하며, 혈관을 확장시켜 혈류저항을 줄여 심박출량을 늘린다. 하지만 어떤 이유에서든 심장근육의 수축 기능이 떨어지면 우리 몸은 심박출량을 유지하기 위한 보상 메커니즘을 활성화시킨다.

첫 번째 보상 메커니즘으로 교감신경 시스템을 활성화시키고, 두 번째 보상 메커니즘으로 레닌-앤지오텐신-알도스테론 시스템을 활성화시킨다.

이 두 메커니즘을 통해 심장박동수를 올리고, 심장근육의 수축력을 상승시키고, 혈관을 확장시켜 혈압 유지 및 심장에 공급되는 정맥환류량을 유지한다. 하지만 이러한 보상 메커니즘이 지속되면 결

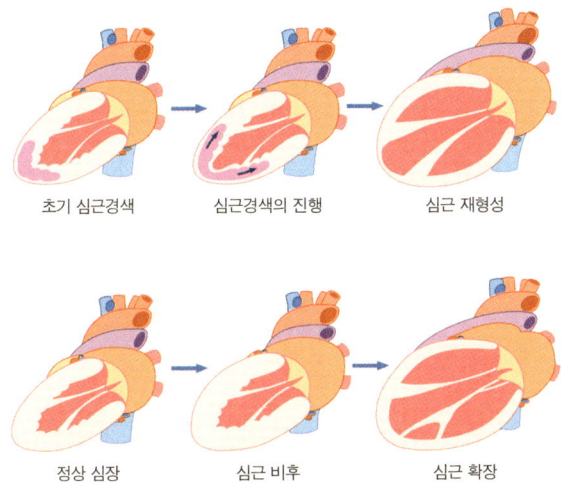

그림 3 심장기능상실의 진행 과정

국 심장비대가 진행되어 심장 기능이 저하되고, 증상이 발생하는 악순환을 겪게 된다. 이때 보상 메커니즘으로 분비된 호르몬이 심실을 확장시키는데, 이를 심실재형성이라고 한다. 심실재형성은 심실근육의 수축력을 떨어뜨리고 부정맥을 조장하며, 심한 경우 심장기능상실로 사망할 수 있다(그림 3). 따라서 심장기능상실의 치료목표는 심실재형성의 방지, 생존율 향상 및 재입원율 감소, 부정맥에 의한 사망 예방이다.

심장기능상실의 치료법

심장기능상실의 치료 목적은 크게 증상 및 생활의 질 개선, 수명 연장과 예후 개선으로 분류할 수 있다.

첫째, 저염식, 적절한 수분 섭취, 약물 복용 등을 통해 증상 및 생활의 질을 개선하면 심장기능상실에 의한 체액 저류가 줄어들게 된다. 즉 호흡곤란이 호전되고 운동 능력이 상승하며 피로감이 호전될 수 있다. 특히 최근에는 규칙적인 운동요법으로 운동 능력을 향상시킬 수 있다는 연구 결과가 보고되고 있으며, 운동 치료를 받은 군이 운동 치료를 받지 않은 군보다 사망률이 39퍼센트 정도 감소한다고 보고된 바 있다. 생활습관의 개선은 심장기능상실의 증상 및 생활의 질 개선에 매우 중요한 요소로 언제든 담당 의사와 상의하여 생활습관 변화에 총력을 기울여야 한다.

둘째, 수명 연장 및 예후 개선도 가능한 약물 요법이다. 심장기능상실의 생존율을 높이는 약물로는 앤지오텐신 전환효소 억제제, 앤지오텐신 수용체 길항제, 베타 차단제, 알도스테론 길항제 등이 있으며, 이 약물들은 이미 대규모 임상연구에서 생존율 향상이 증명되었다. 또한 최적의 약물로도 조절되지 않는 환자 중 좌심실박출률이 35퍼센트 이하인 경우, 좌심실의 비동기화 증거가 보일 경우(심전도에서 QRS 간격이 120msec 이상인 경우)에는 심장재동기화 치료(이상이 생겨 좌심실과 우심실이 동시에 수축하지 못하던 것을 다시 동시에 수축하도록 치료하는 것)를 시행하는데, 이때 총 사망률을

27~50퍼센트 줄일 수 있다. 이처럼 심장기능상실의 예후는 치료법의 발전으로 꾸준히 향상되고 있다.

물론 심장기능상실 환자에게는 약물요법을 시행하기에 앞서 체중 조절, 금연, 금주, 이상지질혈증과 같은 심혈관계 위험 인자에 대한 조절을 시도해야 한다. 또한 체액 저류를 방지하기 위해 저염식이를 하고 수분 섭취를 제한해야 하며, 심장 재활 운동 및 규칙적인 운동을 시행해야 한다. 특히 만성 심장기능상실 환자는 폐렴에 취약하므로 매년 독감 및 폐렴 예방접종을 받아야 한다.

심장기능상실 환자인 경우 염분 섭취와 체액 저류를 피해야 하며 이때 호흡곤란, 부종 등의 증상 조절을 위해 이뇨제, 강심제(디곡신)를 사용한다. 울혈성 심장기능상실인 경우 대부분 이뇨제를 투여하면 폐울혈 증상이 사라져 자각 증상이 없어진다. 그런데 이때 질병이 호전되었다고 생각해 질병의 원인을 제거하거나 악화 요인을 제거하는 노력을 소홀히 하는 경우가 많은데, 이는 단순히 증상만 호전된 것일 뿐, 심장기능상실은 계속 진행되고 있으므로 꾸준한 노력과 치료가 반드시 필요하다.

식이요법으로는 저염식이가 좋다. 저염식이는 염분(나트륨) 함량을 줄인 식이를 말한다. 나트륨은 소금의 구성 원소로 물질대사를 담당하는 체내 미네랄 중 하나다.

나트륨을 많이 섭취하면 혈압이 상승하는데 고혈압이 있는 경우에는 동맥이 수축하여 혈류저항이 커지게 된다. 따라서 심장은 수축이

표 2 심장기능상실 환자가 지켜야 할 일일 수칙

- 금연
- 절주
- 저염식
  - 경증 : 하루 3g 저염식
  - 중등증, 중증 : 하루 2g 저염식
- 수분 제한
  - 울혈이 있는 경우 : 1일 2,000cc 이하
  - 저나트륨혈증이 있는 경우 : 1일 1,500cc 이하
- 체중 측정
  - 매일 혹은 2일에 한 번씩 기록
  - 매번 같은 체중계를 이용
  - 탈의 후 체중 측정
  - 혈압, 맥박 및 혈당 측정(당뇨병 환자의 경우)
- 운동
  - 자신의 운동 능력 및 심장 재활 처방에 따라 운동

힘들어져 무리하게 되며, 나트륨이 체내에 체액을 저류시키므로 심장의 부담이 더욱 커지게 된다. 따라서 심장기능상실을 포함한 심장 질환이 있다면 나트륨 섭취를 줄여 심장의 부담을 줄여야 한다. 일상생활에서 나트륨을 많이 섭취하는 요인은 조리 과정에서 쓰는 소금의 양보다 나트륨 함량이 훨씬 높은 인스턴트식품이나 과자 등을 먹기 때문이다. 치즈, 절인 고기, 육포, 빵, 시리얼, 통조림, 패스트푸드,

베이킹 소다 등도 나트륨 함량이 높으니 섭취를 제한해야 한다.

마지막으로 운동요법이다. 과거에는 심장기능상실이라고 진단을 받으면 무조건 쉬어야 한다고 여겨 많은 환자들이 활동을 포기하고 지냈다. 하지만 최근의 연구 결과에 따르면 심장기능상실 환자의 경우 대부분 운동, 일, 성생활 등의 활동이 안전할 뿐 아니라 건강에도 유익하다고 한다. 특히 적절한 운동은 환자의 상태를 호전시켜 운동 능력을 향상시키고, 삶의 질도 높일 수 있다(표 2).

2009년 미국에서 발표한 HF-ACTION 연구 결과에 따르면 유산소 운동을 주 5회, 25~30분씩 할 경우 심장병으로 인한 사망률 및 입원율이 15퍼센트 감소하고, 운동 능력 또한 향상되었다. 뿐만 아니라 자율신경계 기능과 심박변동률이 호전되고, 심박출량이 증가하며, 스트레스 호르몬의 농도가 감소하는 등 심장 기능에 긍정적인 변화가 보였다고 한다. 적절한 운동을 하면 근육의 구조와 운동 반응이 개선되고, 혈관내피세포의 기능이 호전되며, 골격근의 유산소 대사 능력이 좋아져, 결과적으로는 운동 능력이 향상되어 임상적 증상이 호전된다. 또한 운동 후에는 부교감 자율신경계가 활성화되고 교감신경계의 활성이 감소하여 돌연사나 심실 부정맥 발생을 줄이는 등의 효과가 있다.

다만 심장기능상실 환자 중 최근 6주 이내에 급성 심근경색, 뇌졸중 등의 질환을 앓았거나 관상동맥 중재술 등의 시술을 받았을 경우 또는 심폐기능 검사에서 심한 부정맥이나 심장근육 허혈이 확인된 경우에는 무리한 운동을 피해야 한다. 이런 환자는 운동 전에 담당 의사와 상의하여 적절한 운동 범위를 정해야 한다. 심장기능상실 환자인 경우에는 주 5회, 중등도의 운동을 30분씩 시행할 것을 권유하고 있다.

성생활은 편안한 시간, 편안한 환경에서 파트너와 편안한 자세로 시도하는 것이 좋다. 물론 심장기능상실 환자에게 성기능 이상은 흔히 발생할 수 있으며, 때로는 심장기능상실 치료약이 성기능 이상의 원인으로 작용하기도 한다.

심장기능상실 상태가 안정적이고, 질산염 제제 약물(예를 들어 이소켓, 이소트릴, 시그마트 등)을 복용하고 있지 않다면 비아그라, 시알리스 등의 발기부전 치료제를 안전하게 사용할 수 있다. 성기능 이상이 있는 경우에는 주저하지 말고 담당 의사와 상의하는 것이 좋다.

이어서 기타 치료법에 대해 소개한다.

삽입형 제세동기

심장기능상실 환자는 돌연사하기 쉽다. 보통 심실빈맥이나 심실세동과 같은 치명적인 빈맥성 부정맥에 의한 심정지가 돌연사의 주 원인이다. 치명적인 빈맥성 부정맥에 의한 심정지가 발생할 경우 바로 심폐소생술을 실시해야 하는데, 무엇보다 불안정한 리듬을 정상 리듬으로 되돌리려면 제세동 치료를 해야 한다. 제세동 치료는 쉽게 설명하면 전기충격 치료다.

표 3 심장재동기화 치료의 심부전 사망률 감소 효과

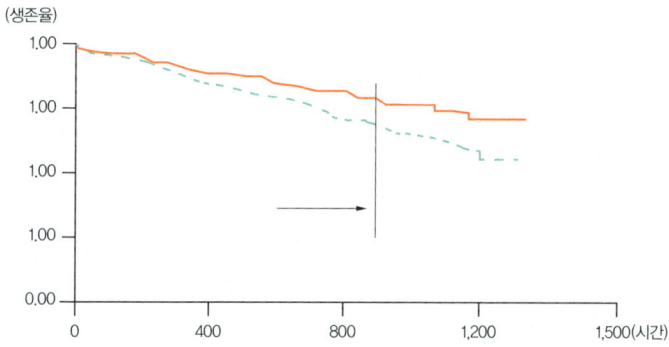

보라색 실선이 심장 재동기 치료를 받은 환자군의 예후.
시간이 경과할수록(x축) 생존해 있는 사람들의 비율(y축)이 심장 재동기 치료를 받은 환자군에서 더 높음을 알 수 있다.

삽입형 제세동기는 치명적인 빈맥성 부정맥이 병원 밖에서 발생했을 경우, 제세동 치료를 받을 수 있도록 고안된 장치로 몸 안에 삽입한다. 심장기능상실이 진행되어 심실이 확장되고 심실 기능이 저하된 상태라면 비지속성 혹은 지속성 심실빈맥이 흔히 관찰될 것이다. 이러한 상태라면 부정맥에 의한 심정지로 사망할 위험이 매우 높아진다.

삽입형 제세동기 치료는 급성 심장사를 효과적으로 감소시킬 수 있기 때문에 치명적인 빈맥성 부정맥 환자나, 돌연사 위험이 높은 심장기능상실 환자인 경우 적극적으로 고려해야 한다.

심장재동기화 치료

　심장기능상실은 심장의 수축력이 감소한 것이 문제인 경우도 있지만 심장의 수축이 동시에 일어나지 않아서 문제인 경우도 있다. 즉, 좌심실과 우심실의 수축이 동시에 일어나지 않거나 좌심실 내에서도 한쪽 벽의 수축과 반대쪽 벽의 수축이 동시에 일어나지 않을 경우 효율적으로 혈액을 내보내지 못하기 때문이다. 심방과 심실 사이에도 적절한 시간 간격을 두고 수축해야 하는데 이 간격이 너무 짧거나 길어도 심박출량은 감소할 수 있다.

　심장재동기화 치료는 심방과 심실 수축 사이에 적절한 시간 간격을 주고 우심방, 우심실, 좌심실 벽의 동시 수축을 유도하여 심박출량을 증대시킬 수 있는 치료법이다.

　심장재동기화 치료를 고려해야 하는 심장기능상실인 경우 대부분 치명적인 부정맥에 따른 돌연사 위험도 높기 때문에 삽입형 제세동기 치료가 필요하다. 따라서 심장재동기화 치료 장치에 삽입형 제세동기 기능이 추가된 장치를 주로 사용한다.

　보통 심장재동기화 치료 장치에는 전극이 3개 달려 있고, 이 전극을 각각 우심방, 우심실, 좌심실에 삽입한다. 심장기능상실 환자를 대상으로 시행한 대규모 임상 연구 결과를 보면 심장재동기화 치료만으로도 총 사망률이 24퍼센트 감소했으며, 심장재동기화 치료와 제세동기를 사용할 경우에는 총 사망률이 36퍼센트 감소한 것을 알 수 있다.

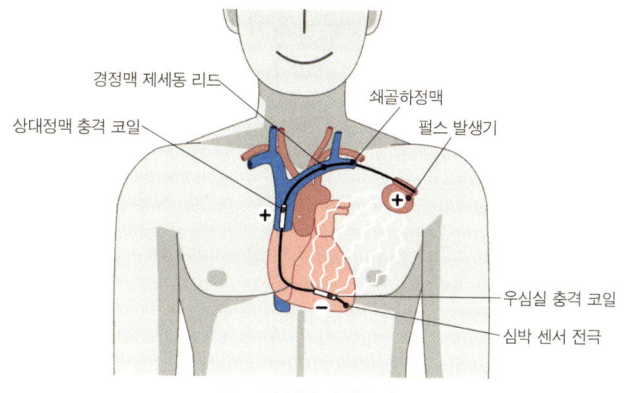

그림 4 삽입형 제세동기

인공심장

약물 치료에 반응하지 않는 말기 심장기능상실인 경우 가장 근본적인 치료는 심장 이식이다. 그러나 말기 심장기능상실 환자 수는 증가하고 있는 반면 심장 기증자 수는 턱없이 부족하여 서구에서는 오래전부터 인공심장을 개발해 왔다. 인공심장은 병든 심장을 완전히 대체하는 '완전 인공심장'을 만드는 것이 목표이지만 현실적으로는 좌심실 기능을 도와주는 '좌심실 보조 장치' 개발을 중심으로 발전되어 왔다.

인공심장 치료는 내과·외과적 치료에 반응하지 않는 말기 심장기능상실 환자를 대상으로 '심장 이식 전까지 가교적인 치료'를 목적으로 가장 많이 사용되어 왔다.

최근에는 다양한 이유로 심장 이식이 불가능한 환자를 대상으로

하는 치료가 증가하고 있다. 더 나아가 급격히 악화되어 다른 장기를 손상시키거나 생명을 위협하는 경우에도 좌심실 보조 장치를 삽입한다. 환자의 상황에 따라 추후 심장 이식이 필요한 경우도 있고, 심실 기능이 호전되어 기계 장치를 뗄 수 있는 경우도 있다. 그러나 당장 상황이 급박하여 좌심실 보조 장치를 넣는 경우 '회복까지의 가교적인 치료' 또는 '최종 치료 결정까지의 가교적인 치료'라고 할 수 있다.

인공심장 연구는 1994년 하트메이트가 미국 식품의약국의 승인을 받으면서 관련된 연구 및 임상 경험이 비약적으로 발전했다. 이는 기본적으로 좌심실(또는 우심실)에서 혈액을 뿜어 대동맥(또는 폐동맥)으로 혈액을 보내 심실의 부하를 줄여 줌으로써 심박출량의 증가 및 심실재형성을 좋은 방향으로 유도하는 기계적 장치다.

심장 이식

심장 이식은 내과적 혹은 외과적 치료로 더 이상의 호전을 기대하기 어려운 말기 심장기능상실 환자에게서 병든 심장을 제거하고 건강한 공여자의 심장으로 완전히 치환하는 수술을 말한다. 적당한 공여자를 찾기가 어렵고, 수술 후 면역억제제를 지속적으로 복용해야 하기 때문에, 마지막 치료 수단으로 시행하고 있다.

심장 이식을 하기 전에 심장기능상실의 중증도를 평가하고, 가역적인 요소가 있는지 확인하고, 약물 치료가 적절했는지 등을 먼저 고려해야 한다.

일반적으로 심장 이식술은 다음과 같은 경우에 고려한다. 첫째, 심장 펌프기능이 급속히 저하된 말초순환부전을 뜻하는 심인성 쇼크가 발생해 지속적인 강심제 정맥 주사 또는 기계적 보조 치료가 필요한 경우다. 둘째, 최대한의 약물 치료에도 불구하고 심장기능상실에 의한 증상이 심해 가만히 있어도 증상이 지속되는 경우다. 셋째, 관상동맥 성형술 및 관상동맥 우회술이 불가능하고, 어떤 치료에도 반응하지 않는 협심증이 있는 경우다. 넷째, 악성 심실성 부정맥이 약물 치료나 전극도자 절제술 및 삽입형 제세동기 치료에 반응하지 않고 계속 발생하는 경우 등이다. 반면 예상 수명이 2년 이하로 추정되는 다른 질환이 있거나 몸속 장기들이 제 기능을 못하는 상태인 다장기 부전이 진행된 경우에는 고려 대상에서 제외된다.

심장 이식이 적합한 치료 방법이라고 판단될 경우 질병관리본부 장기이식관리센터에 이식 대기자 등록을 진행한다. 이후 공여자가 나타날 경우 정해진 우선순위에 따라 심장 이식을 진행한다. 심장 공여자와 수혜자는 혈액형이 같거나 공여자가 수혜자에게 수혈이 가능한 혈액형이어야 한다. 그리고 공여자의 몸무게가 수혜자 몸무게의 70~130퍼센트 이내여야 심장 크기가 적절하다고 본다.

심장 이식은 1967년 바너드가 처음으로 성공한 이래, 1983년 강력하고 안전한 면역억제제인 사이클로스포린이 미국 식품의약국의 사용 승인을 받으면서 예후가 크게 개선되었다. 현재 성인에서 심장 이식 후 1, 3, 5년 생존율은 각각 87.8퍼센트, 78.5퍼센트, 71.7퍼센트로 보고되고 있다. 수술 기법이 점차 발전하고 있고, 더 좋은 면역억제제가 개발되고 있으며, 치료 경험이 쌓여 가면서 심장 이식 환자의 생존율은 앞으로 더 향상될 것으로 기대된다.

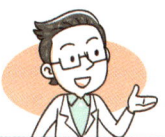

다양한 심혈관 질환, 어떻게 예방하고 극복할까요?

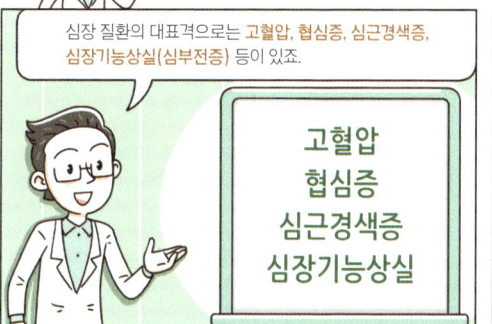

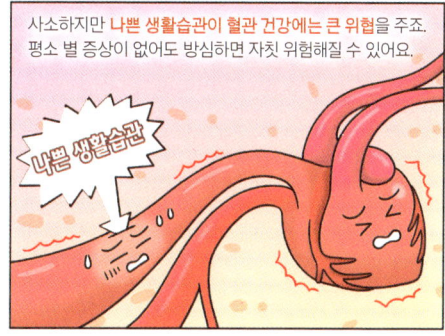

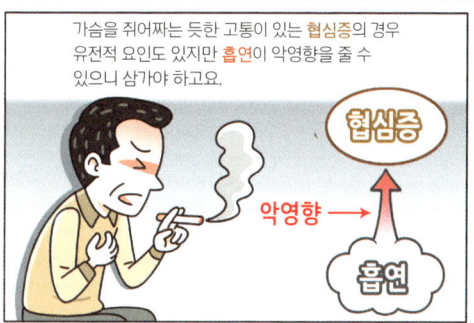

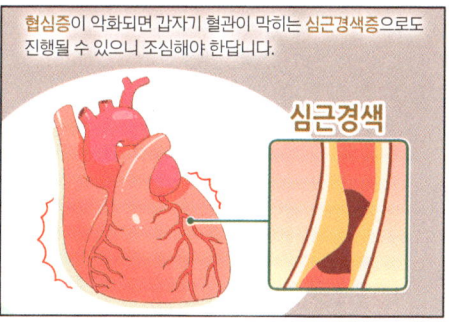

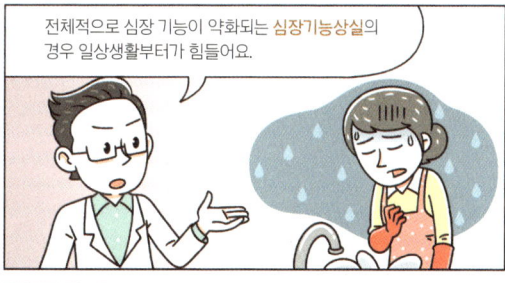

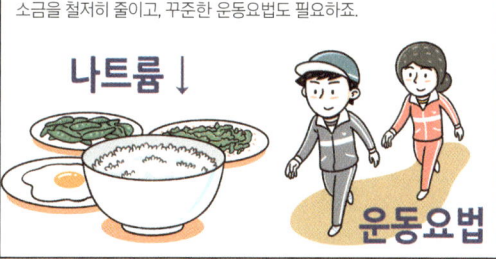

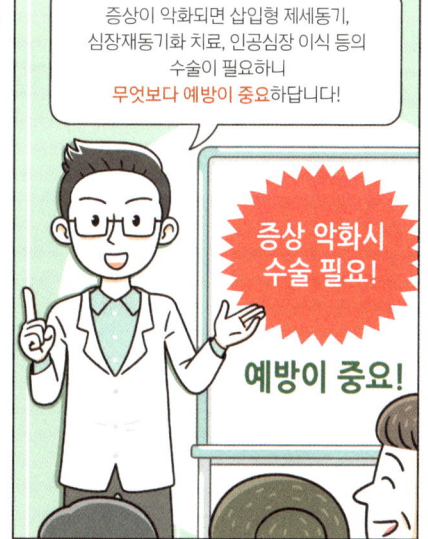

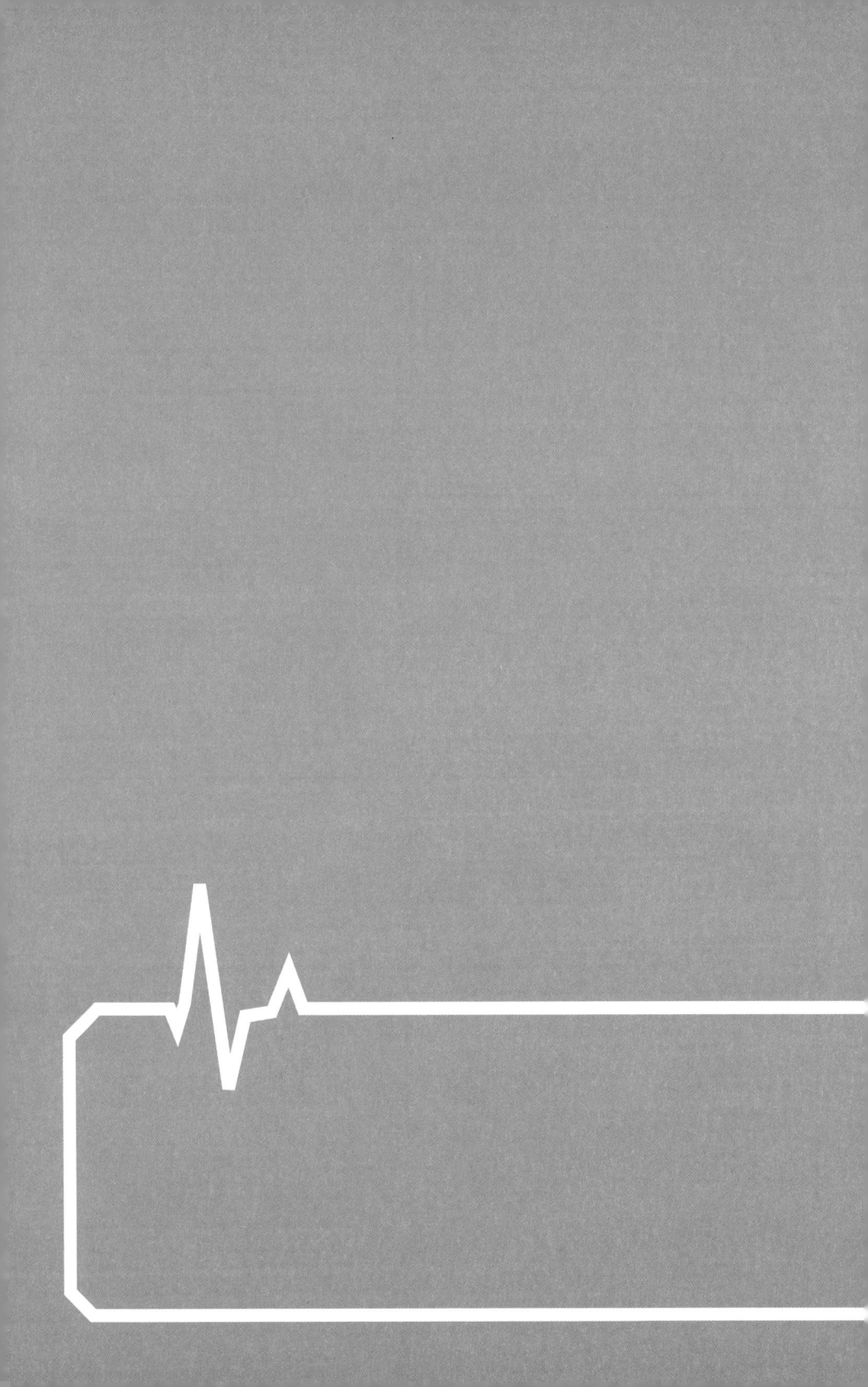

3장

대한민국 최고의 심장 전문의가 알려주는
심혈관 질환 예방과 치료의 진실

심혈관계 질환이 유전되는가에 대해 궁금해하는 환자들이 상당히 많다. 물론 유전적인 요인도 있지만, 부모가 심혈관 질환이 있다고 해서, 자녀들도 같은 병이 꼭 생기는 것은 아니다. 심혈관계 질환은 상당수 후천적인 영향을 받아 발병하기 때문이다.

언제부터 어떤 약을 먹어야 하나요

인하대학교병원 심장내과 전문의 우성일

심혈관 질환 치료에 사용되는 약물에 대해 궁금해하는 환자들이 많고, 꼭 약물 치료를 받아야 하는 건지 의심하는 환자들도 많다. 이번 장에서는 심혈관 질환을 진단받았을 때 언제부터 약을 먹어야 하고, 또 약을 먹는다면 어떤 종류의 약을 먹어야 하는지를 소개하고자 한다.

♡ 고혈압

2014년 1월, 통계청에서는 우리나라 50대 또는 60대 이상 성인 중 50퍼센트 이상이 고혈압 진단을 받고 고혈압약을 복용 중이라고 발표했다. 대부분 큰 증상은 없지만 꾸준히 치료를 하지 않으면 협심증, 심근경색, 뇌졸중, 심장기능상실(심부전증), 콩팥기능부족(신부전증), 망막증 등과 같은 합병증을 일으키는 매우 무서운 질환이다.

고혈압 치료에서 가장 중요한 것은 생활습관을 바꾸는 것으로, 정상체중을 유지하고, 술을 절제하고, 담배를 피우지 않고, 매일 30분 이상 유산소 운동을 하고, 저염식이를 하는 등의 방법이 있다. 그러나 3~6개월 정도 이를 꾸준히 실천했는데도 혈압이 140/90$mmHg$ 이상으로 높게 나온다면 혈압약을 복용해야 한다.

환자는 자신이 복용하는 혈압약의 종류와 대표적인 부작용에 대해 알고 있어야 한다. 고혈압약의 종류로는 이뇨제, 베타교감신경 차단제, 칼슘 통로 차단제, 앤지오텐신 전환효소 억제제, 앤지오텐신 수용체 차단제 등이 있다.

이뇨제는 소변으로 나트륨의 배출을 촉진하여 체내의 수분 양을 줄이므로 혈압 저하 효과가 있으며, 상품으로는 다이크로짓, 후루덱스, 라식스, 알닥톤 등이 출시되어 있다. 빈뇨, 체내의 칼륨 감소에 따른 무력감, 요산수치 상승, 혈당 상승, 콜레스테롤 상승 등의 부작용이 나타날 수 있다.

베타교감신경 차단제는 교감신경을 차단하여 심장의 박동 수와 심장의 수축 기능을 조금 낮춰 혈압 저하 효과가 있으며, 상품으로는 딜라트렌드, 콩코르, 칼반, 네비레트, 테놀민 등이 나와 있다. 맥박을 느리게 하여 서맥, 어지럼증, 발기부전 등의 부작용이 있을 수 있다.

표 1 앤지오텐신 전환효소 억제제와 앤지오텐신 II 수용체 차단제의 종류 및 용량

약제의 종류(성분명)	용량
앤지오텐신 전환효소 억제제	
캅토프릴 captopril	6.25mg 하루 3번~50mg 하루 3번
에날라프릴 enalapril	2.5mg 하루 2번~20mg 하루 2번
리시노프릴 lisinopril	2.5mg 하루 2번~35mg 하루 1번
라미프릴 ramipril	2.5mg 하루 1번~5mg 하루 2번
트란돌라프릴 trandolapril	0.5mg 하루 1번~4mg 하루 1번
앤지오텐신 II 수용체 차단제	
칸데사르탄 candesartan	4mg 하루 1번~32mg 하루 1번
발사르탄 valsartan	40mg 하루 2번~160mg 하루 2번
로자탄 losartan	50mg 하루 1번~150mg 하루 1번

칼슘 통로 차단제는 혈관을 확장시켜 혈압을 낮추며, 상품으로는 노바스크, 무노발, 자니딥, 아달라트, 니페론, 헤르벤 등이 나와 있다. 안면홍조, 빈맥으로 인한 가슴 두근거림, 서맥, 발목부종, 변비 등의 부작용이 나타날 수 있다.

앤지오텐신 전환효소 억제제는 교감신경을 차단하여 혈관을 확장시켜 혈압 저하 효과가 있으며, 상품으로는 아서틸, 트리테이스, 인히베이스, 레니텍, 모노프릴, 타나트릴, 카프릴 등이 있다. 가래 없이 기침만 나오는 것이 가장 흔한 부작용으로, 동양인과 여자에게 나타나는 경우가 많다. 드물게는 피부발진이 나타날 수도 있다.

앤지오텐신 수용체 차단제는 앤지오텐신 전환효소 억제제와 같은 작용을 하며, 상품으로는 코자, 아타칸, 아프로벨, 미카르디스, 프리토, 올메텍, 디오반, 카나브 등이 출시되어 있다. 마른기침의 발생빈도는 앤지오텐신 전환효소 억제제보다 적은 편이나 약값이 상대적으로 비싸다(표 1).

고혈압 환자들은 증상이 없어도 합병증을 예방하기 위해 심전도, 혈액검사, 요검사 등과 같은 검사를 반드시 1년에 한 번 이상 받아야 한다. 또한 체중 조절, 금연, 절주, 저염식이, 규칙적인 운동과 같은 생활요법을 병행해야 하고, 자신이 복용 중인 혈압약의 종류와 부작용에 대해 알아두어야 하며, 약 복용을 갑자기 중단해서는 안 된다.

♡ 협심증

심장근육에 혈액을 공급하는 혈관인 관상동맥이 좁아져서 심장근육으로 가는 피가 부족해지면 가슴에 통증이 생기는데 이것을 협심증이라고 한다. 협심증은 대부분 관상동맥의 동맥 벽이 두꺼워지고 굳어져 탄력을 잃게 되는 동맥경화증 때문에 나타나며, 드물게는 관상동맥이 갑자기 수축해서 생기기도 한다. 흡연, 당뇨, 고혈압, 고지혈증(고지질혈증), 비만, 운동 부족 등이 동맥경화증의 위험 요인이다.

협심증의 치료 방법으로는 앞서 소개한 생활 속의 위험 요소를 없애는 생활요법, 증상을 개선하거나 재발을 막는 약물 치료, 좁아진 관상동맥을 풍선이나 스텐트 등으로 넓혀 주는 관상동맥 확장술, 건강한 혈관을 이식하여 우회로를 만들어 주는 관상동맥 우회술 등이 있는데, 여기서는 약물 치료에 대해 알아보도록 하겠다.

약물 치료는 크게 좁아진 관상동맥을 확장시켜 증상을 완화시키는 항협심증제(혈관확장제)와 동맥경화로 좁아진 혈관이 더 좁아지는 것을 막고 갑자기 혈전이 생기는 것을 막는 2차 예방약제로 나뉜다.

항협심증제의 대표적인 제제로는 질산염제제인 나이트레이트가 있다. 나이트레이트는 혈관, 특히 관상동맥을 확장시켜 심장근육으로 가는 혈류의 흐름을 개선하여 협심증 증상을 개선하는 약이다. 이 약은 증상 개선에는 효과가 있으나 계속 투여하면 효과가 줄어든다. 따라서 하루에 약 8~12시간 동안 약을 먹어서는 안 된다. 즉, 휴약 기간이 필요하다는 말이다.

최근에는 환자들의 편의를 위하여 하루에 한 번만 먹어도 되는 약이 출시되었다. 나이트레이트의 가장 흔한 부작용으로는 약을 처음 복용했을 때 나타나는 두통, 안면홍조, 저혈압 등이 있다. 그러나 약을 1주일 정도 복용하면 부작용 증상이 대부분 사라진다. 또한 나이트레이트는 혈압을 떨어뜨릴 수 있으므로 비아그라 같은 발기부전 치료제와 함께 복용하면 심각한 저혈압을 일으킬 수 있으므로 함께 복용해서는 안 된다.

그리고 흔히 비상약으로 알고 있는 니트로글리세린도 항협심증제로 이용할 수 있는데, 이 약을 혀 밑에 투여하면 1~2분 만에 효과가 나타난다. 이 약은 알약 또는 분무제 형식으로 만들어져 있으며, 응급 상황인 경우 5분 간격으로 세 번 정도 사용할 수 있다.

그 외에 베타교감신경 차단제와 칼슘 통로 차단제를 항협심증제로 사용할 수 있는데, 이 두 약제 모두 심장의 수축 기능을 낮추고 혈관을 확장시켜서 협심증 환자의 가슴 통증을 조절할 수 있다.

대표적인 2차 예방약제는 아스피린이다. 아스피린은 혈소판의 기능을 억제하여 혈전이 생기는 것을 막는 역할을 하는데, 해열 및 진통 작용에 사용되는 것보다 훨씬 적은 용량으로도 충분하여 주로 소아용으로 쓰이는 저용량 아스피린을 사용한다. 저용량 아스피린은 소량이기는 하지만 위장관 출혈, 뇌출혈을 유발할 수 있고, 속 쓰림 등과 같은 위장장애를 유발할 수 있으므로 꼭 필요한 사람에게만 투여해야 한다.

만약 스텐트 삽입술을 받았다면 클로피도그렐을 꼭 복용해야 하는데, 아스피린과 함께 1년 이상 복용할 것을 권장하고 있다. 클로피도그렐도 아스피린처럼 출혈과 같은 부작용이 생길 수도 있고, 위장장애를 유발할 수도 있으며, 드물게는 가려움증, 약물 알레르기 등을 일으킬 수도 있다.

  또 다른 2차 예방약제로는 고지혈증 치료약인 스타틴이 있는데, 상품으로는 리피토, 크레스토, 레스콜, 메바로친, 조코, 바이토린 등이 알려져 있다. 이 약제들은 이미 알려져 있듯 콜레스테롤을 낮출 뿐 아니라 항산화 및 항염증 효과도 있다. 그리고 혈관벽 내에 노폐물 등이 쌓여 축적된 부분인 동맥경화반을 안정화시키는 것으로 알려져 있어서 협심증 진단을 받았다면 반드시 복용해야 하는 약이다. 스타틴은 부작용이 거의 없는 것으로 알려져 있으나, 근육통, 간효소 수치 상승, 신장 기능 저하, 혈당 상승, 소화장애, 속쓰림, 복통 등을 유발하기도 한다.

♡ 심근경색

심근경색으로 진단받은 환자는 협심증 환자가 복용하는 항협심증제와 2차 예방약제를 복용하면서, 심장 기능 저하로 인한 호흡곤란을 개선할 수 있는 약제인 이뇨제와 심근경색 후에 시간이 지나면서 심장의 구조가 변하고 기능이 나빠지는 것을 막아 주는 앤지오텐신 전환효소 억제제 또는 앤지오텐신 수용체 차단제를 추가로 복용해야 한다.

  급성 심근경색 환자는 관상동맥 내에 혈전이 다시 생기는 것을 막기 위해 수년 전까지만 해도 아스피린과 클로피도그렐(플라빅스)

을 많이 사용했다. 하지만 클로피도그렐은 드물게 약효가 사람마다 다르고 전혀 효과가 없는 경우도 있어서 심근경색이 재발하는 경우도 있었다. 이를 예방하기 위해 2~3년 전부터 에피언트와 브릴린타 같은 새로운 항혈소판제를 사용하고 있다. 하지만 에피언트와 브릴린타는 혈전에 의한 심근경색의 재발을 막는 데에는 클로피도그렐보다 효과적이나 약값이 비싸고, 1년 동안만 의료보험이 적용되며, 클로피도그렐보다 출혈의 위험이 조금 더 높은 것이 단점이다.

♡ 심장기능상실(심부전증)

심장기능상실은 여러 가지 원인에 의해 심장의 수축 기능이 저하되거나 이완 기능이 저하되어 필요한 혈액을 우리 몸 곳곳으로 원활하게 공급할 수 없는 상태를 말하는데, 증상의 정도에 따라 치료 방법과 치료약이 다르다. 치료 과정이 복잡한 경우가 많아 보통 세 가지 이상의 약을 사용한다.

먼저 심장기능상실 증상은 없으나 심장기능상실로 진행할 가능성이 있는 고혈압, 당뇨, 고지혈증, 흡연 등과 같은 위험 인자가 있는 경우에는 위험 인자를 조절하는 것이 우선되어야 한다.

두 번째로 심근경색이나 심실 기능 저하 또는 심장판막 질환은 있으나 호흡곤란(숨이 찬 증상)과 같은 심장기능상실 증상은 없는 경우다. 이때는 앤지오텐신 전환효소 억제제 또는 앤지오텐신 수용체 차단제나 베타차단제 등을 사용한다.

앤지오텐신 전환효소 억제제와 앤지오텐신 II 수용체 차단제는 작용 메커니즘이 비슷하다. 서양에서는 앤지오텐신 전환효소 억제제를 우선적으로 처방하지만, 한국을 포함한 동양에서는 마른기침 등의 부작용 때문에 앤지오텐신 II 수용체 차단제를 먼저 처방한다.

이 두 가지 약제는 혈관을 확장시키고 혈압을 낮추는 효과가 있어 앞서 소개한 것처럼 혈압약으로도 쓰이고, 심장기능상실에 처방하는 경우 혈관을 이완시켜 심장의 부담을 줄여 준다. 한편 심장기능상실이 발생하면 우리 몸이 이를 보상하는 과정에서 구조적·기능적 변형이 일어나는데 그 변화가 오히려 심장기능상실을 악화시키는 악순환의 고리로 연결된다. 이런 경우 이 두 가지 약제가 호르몬 시스템에 작용하여 이 악순환의 고리를 차단하는 중요한 역할을 하여 장기적으로 심장기능상실의 진행을 막고 예후를 개선하게 된다.

처음에는 아주 적은 용량부터 복용을 시작한다. 간혹 저혈압이나 신장 기능이 악화되는 경우가 있기 때문에 아주 적은 용량부터 시작해서 부작용이 발생하지 않는 것을 확인하면서 1~2주 간격으로 조심스럽게 용량을 올린다.

앤지오텐신 전환효소 억제제의 대표적인 부작용은 마른기침이다. 특히 동양인에게 많이 나타나는 것으로 알려져 있는데, 연구에 따라 적게는 5퍼센트에서 많게는 50퍼센트까지 마른기침을 경험한다고 보고되어 있다. 앤지오텐신 전환효소 억제제 복용을 중단하면 수일 내에 증상이 사라지지만 기침약을 쓰면서 계속 복용하기도 한다. 극히 일부에서 신장 기능이 나빠지거나 전해질 불균형이 발생하는 부작용이 있으므로, 이 약제를 사용할 경우에는 혈액검사를 주기적으로 받아야 한다. 또한 선천성 기형, 사산 등의 위험이 있기 때문에 산모와 가임기 여성에게는 사용하지 않는다.

앤지오텐신 II 수용체 차단제는 비교적 부작용이 적어서 마른기침 등의 부작용 때문에 앤지오텐신 전환효소 억제제를 쓰기 힘든 경우에 사용되고 있지만 저혈압, 신장 기능 악화, 전해질 불균형 등의 부작용이 있다.

베타차단제는 자율신경계에 작용하여, 심장을 천천히 뛰게 하고 혈관을 확장시키는 역할을 한다. 결과적으로 말하면 심장이 해야 할 일을 줄여 주어 심장기능상실을 개선하는 약제다. 하지만 반대로 이런 약효에 의해, 베타차단제를 처음 시작할 때 오히려 더 피로하거나 더 숨이 차다고 느낄 수도 있다. 하지만 적응되면 이런 부작용은 대부분 며칠 내에 사라진다. 조금 더 기다리면 점점 좋은 효과를 볼 수 있다. 또한 단기적인 증상 개선 외에도 장기적으로는 생존율을 개선하는 효과가 있다. 많이 사용되는 베타차단제의 종류와 복용량은 표 2를 참고하기 바란다.

투약 초기에는 심장기능상실 증상이 악화될 수 있으므로, 현재 호흡곤란이 심하거나 전신부종 또는 폐부종이 심한 경우에는 바로 사용하지 않고 증상이 좋아진 후에 조심스럽게 시작해야 한다. 처음

표 2 베타차단제의 종류와 복용량

약제의 종류(성분명)	용량
비스프롤롤 bisoprolol	1.25mg 하루 1번~150mg 하루 1번
카베딜롤 cavedilol	3.125mg 하루 2번~50mg 하루 2번
메토프롤롤 metoprolol	12.5mg 하루 1번~200mg 하루 1번
네비볼롤 nebivolol	1.25mg 하루 1번~10mg 하루 1번

에는 아주 적은 용량으로 시작해 1~2주 간격으로 조금씩 용량을 올린다. 발생할 수 있는 부작용으로는 서맥, 저혈압, 기도협착, 혈액 순환 이상, 발기부전 등의 증상이 있을 수 있으니 반드시 담당의의 처방을 받아 복용해야 한다.

제3단계는 제2단계와 같은 질환이 있으면서 심장기능상실 증상이 있는 경우로 제2단계에서 사용하는 약에 이뇨제, 혈관확장제, 디기탈리스 등을 추가할 수 있다. 심장 기능이 떨어지면 우리 몸은 소변을 적게 보아 몸 안에 수분이 남게 되는데, 수분이 과도하게 남으면 몸이 붓거나(전신부종), 폐에 물이 고여 숨이 찰 수 있다(폐울혈). 이뇨제는 이와 같이 몸에 남아 있는 수분을 소변으로 배출할 수 있도록 도와, 심장기능상실의 증상을 완화시켜 준다. 즉, 아침에 일어

났을 때 눈두덩이 붓는 증상이나 누우면 숨이 차는 증상을 빨리 개선해 줄 수 있는 약제가 바로 이뇨제다. 이뇨제는 심장기능상실 증상 조절에 중요한 약제이기 때문에 제 시간에 빠트리지 않고 복용하는 것이 중요하다. 이뇨제를 잘 복용하지 않으면 갑작스럽게 숨이 차서 응급실로 가야 하는 일이 생길 수도 있다.

당연한 이야기이지만, 이뇨제를 복용하면 소변을 많이 본다. 약이 효과가 있다는 이야기이기는 하지만, 이와 같은 다뇨(소변량이 많거나), 빈뇨(소변을 자주 보는 것)로 힘들어하는 사람들도 있다. 약을 복용하는 시간을 조정하거나 하루에 한 번에 몰아서 먹는 등 부작용을 관리할 수 있는 방법이 있으니, 임의로 약을 중단하는 것은 위험하므로 이런 부작용 때문에 힘들다면 반드시 담당 의사와 상담해야 한다. 이뇨제로는 푸로세미드, 토르세미드, 하드로클로로티아지드와 같은 약제가 많이 쓰이고 있다. 정해진 용량은 없고 증상에 따라 조절한다.

알도스테론 길항제는 일종의 이뇨제이지만 앞서 언급한 앤지오텐신 전환효소 억제제와 앤지오텐신 II 수용체 차단제처럼 호르몬계에 작용하여 장기 생존율을 개선한다. 대표적인 부작용은 전해질 불균형이다. 따라서 혈액검사를 주기적으로 받아야 한다.

쇠약해진 심장의 기능을 회복시키는 강심제로 알려져 있는 디기탈리스는 심장근육의 수축을 강화하고 맥박을 조금 느리게 하여 심장기능상실을 치료하는 약이다. 식욕부진, 두통, 피로감, 서맥 등이 부작용으로 나타날 수 있다. 디기탈리스에서 추출한 성분인 디곡신은 200여 년 전부터 심장기능상실에 사용되어 온 대표적인 약제다. 심장의 수축 기능을 향상시켜 증상을 완화시키고 운동 능력을 향상시킨다. 하지만 부작용이 심하고 다른 약제와의 상호작용이 많은 것이 단점이다.

한편 여러 임상 연구를 통해 생존율을 개선시키는 효과가 없는 것으로 밝혀져, 최근에는 증상 개선 목적으로 제한적으로만 사용하고 있다. 하지만 부정맥 심방세동을 동반하거나 여러 가지 약제를 사용해도 심장기능상실 증상이 조절되지 않는 심한 심장기능상실인 경우 효과적이어서 처방하고 있다. 용량이 과한 경우 디곡신중독증이 발생할 수 있다. 증상으로는 구토, 식욕부진, 혼돈, 시각이상이 나타날 수 있으며, 심한 경우에는 치명적인 부정맥이 발생할 수 있다. 이런 경우 혈액에서 디곡신 농도를 측정해서 용량을 조절한다.

♡ 부정맥

심장은 규칙적으로 분당 60~100회 정도 뛰는데, 부정맥은 심장이 불규칙하게 뛰거나, 정상보다 빠르게(빈맥) 또는 느리게(서맥) 뛰는 것을 말한다. 부정맥은 종류가 매우 많아 본 책에서는 자세히 다루지 않지만 심실조기수축과 심방세동이 나타나는 빈도가 가장 높다.

심실조기수축은 심장이 정상적으로 뛰다가 한 번 또는 두 번 정도 정상보다 일찍 뛰는 것을 말한다. 정상인에게도 흔히 나타나며 대부분 증상을 느끼지 못한다. 종종 가만히 있다가 가슴이 철렁 내려앉는 것 같은 느낌으로 나타나기도 한다. 불편하지 않으면 굳이 치료할 필요는 없으나 불편하다면 소량의 베타교감신경 차단제 처방만으로도 치료가 가능하다.

심방세동은 심장이 정상보다 빠르고 불규칙하게 뛰는 부정맥으로, 20퍼센트 정도는 원인을 알 수 없지만 나머지는 고혈압, 협심증과 같은 심혈관 질환, 심장판막증, 심근병증, 만성 기관지염, 갑상선기능항진증 등이 있는 경우에 나타난다.

심방세동이 나타난 이후에 심장이 오랫동안 빠르고 불규칙하게 뛰면 심장 기능이 떨어져 숨이 차고 몸이 붓는 심장기능상실이 생길 수 있고 또한 심장이 느리게 뛰는 경우도 있는데, 이때 심장 내에 혈전이 생겼다가 뇌혈관으로 가서 뇌혈관을 막는 뇌졸중이 올 위험이 높아진다.

따라서 심방세동의 치료는 원인 질환을 치료하면서 불규칙하지만 심박수를 분당 60~100회의 정상 범위 내로 유지할 것인지, 심장박동을 규칙적이고 정상적으로 뛰도록 되돌릴 것인지, 어떤 방법으로 뇌졸중 예방 치료를 할 것인지를 결정해야 한다.

첫째, 불규칙하지만 심박수를 정상 범위 내로 조절하기 위한 약으로는 디기탈리스, 베타교감신경 차단제 등을 사용한다.

둘째, 심방세동이 있는 환자의 심장박동을 규칙적이고 정상적으로 뛰게 하는 것으로, 이 방법은 기저 심장 질환이 없는 경우에 주로 사용한다. 이때 사용되는 약제는 리트모놈, 코다론 등이다. 리트모놈과 코다론은 10~20퍼센트의 환자에게서 다양한 부작용이 나타날 수 있으므로 평소와 다른 증상이 나타나면 바로 주치의와 상의해야 한다.

마지막으로, 심방세동 환자는 혈전에 의한 뇌졸중 발생 위험이 높기 때문에 반드시 피를 묽게 해 주는 항응고제를 복용해야 한다. 당뇨 또는 심장병이 없고 젊다면 아스피린만 복용하는 경우도 있으나 대부분 와파린이라는 항응고제를 복용한다.

와파린은 용량 조절이 매우 까다로운 약물로, 용량이 부족하면 뇌졸중 예방 효과가 없고, 용량이 과하면 쉽게 멍이 들거나 잇몸 출혈, 뇌출혈, 위장관 출혈 등이 생길 수 있다. 따라서 1~2개월에 한 번씩 혈액검사를 받아야 한다. 또한 와파린은 음식, 먹는 약 등에 따라 약의 농도가 변하기 때문에 복용할 때 세심한 주의가 필요하다.

최근에는 와파린의 불편함을 개선한 새로운 항응고제(프라닥사, 자렐토, 엘리퀴스)가 출시되어 사용되고 있으며, 뇌졸중 예방 효과 또한 와파린보다 좋을 뿐 아니라 출혈과 같은 합병증 빈도도 낮고, 혈액검사를 하지 않아도 된다는 장점이 있다. 그러나 약값이 매우 비싸고 보험 적용을 받기가 까다롭다는 단점이 있다.

물론 여기에 소개한 약을 알기 전에 무엇보다 명심할 점은 약은 증상만으로 섣불리 판단해 함부로 먹어서는 안 된다는 것이다. 반드시 전문의와의 상담을 통해 약을 처방받은 후 먹어야 하며, 특히 심혈관 질환의 경우에는 더욱 주의해야 한다.

고혈압, 당뇨, 고지혈증은 유전되나요

동아대학교병원 순환기내과 전문의 **박태호**

심혈관계 질환이 유전되는가에 대해 궁금해하는 환자들이 상당히 많다. 물론 유전적인 요인도 있지만, 부모가 심혈관 질환이 있다고 해서 자녀들도 같은 병이 꼭 생기는 것은 아니다. 상당수 후천적인 영향을 받기 때문이다. 이번 장에서는 대중들이 일반적으로 궁금해하는 유전적인 원인과 이유에 대해서 살펴보려고 한다.

고혈압의 유전력

의사가 고혈압의 원인을 찾지 못하는 경우를 본태성 혹은 일차성 고혈압이라고 한다. 본태성 고혈압은 원인을 알 수는 없지만 유전적, 환경적, 기타 원인이 복합적으로 작용해 발생하는 것으로 추정하고 있다. 그중에서 유전적 원인은 가족력, 쌍둥이 연구, 동물 연구 등을 통해 밝혀지고 있다.

고혈압에 관한 가족 연구는 형제간이나 부모와 자식 간의 고혈압 연관성을 비교하고, 상관계수·비교위험도·유전율 등의 방법을 이용하여 유전 정도를 분석한다.

고혈압의 상관계수는 연구에 따라 차이가 있지만 2000년에 발표된 〈빅토리아 가족의 심장 연구〉에 따르면 형제간의 고혈압 상관계수는 0.44로 매우 높은 수치는 아니다.

6,000명의 고혈압 환자를 대상으로 한 연구에서는 형제간 고혈압이 생길 비교위험도는 정상인과 비교해서 3.5배 정도 높았다. 그러나 고위험 고혈압 환자를 대상으로 한 연구에서는 형제간의 비교위험도가 정상인과 비교해서 약 1.5배로 낮게 관찰되었다. 고혈압의 유전력은 15~40퍼센트로 보고되어 있다.

이런 연구를 요약하면 가족 간에 고혈압 상관계수는 중등도이고, 고혈압 환자의 형제간 비교위험도는 정상인에 비해 높으며, 고혈압의 유전력, 즉 자신이 고혈압 진단을 받을 경우 그 원인이 유전일 가능성은 비교적 낮았다. 따라서 가족 연구로 본 고혈압과 유전의 관련성은 중등도라고 할 수 있다. 다시 말해 부모가 고혈압일 경우 가족의 고혈압 발생이 모두 유전적 원인이라고 단정 짓기는 어렵다. 왜냐하면 유전적 원인 외에 환경적, 문화적 영향을 가족끼리 쉽게 주고받을 수 있기 때문이다.

표 1 가족간 고혈압 상관계수

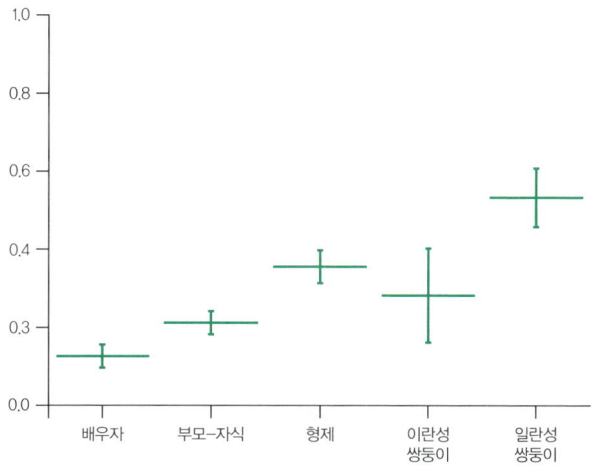

 쌍둥이 연구는 일란성과 이란성 쌍둥이를 대상으로 이루어졌고, 고혈압이 유전적 원인으로 발생한다면 이론적으로는 일란성 쌍둥이는 고혈압 발생 일치율이 100퍼센트, 이란성 쌍둥이인 경우에는 50퍼센트다. 그러나 쌍둥이 연구 결과에 따르면 고혈압의 발생 일치율은 일란성인 경우 평균 62퍼센트, 이란성인 경우 평균 38퍼센트였다. 따라서 최소한 고혈압 발생의 38퍼센트는 환경적인 영향이라고 추정할 수 있다.
 고혈압 발생에 관여하는 유전 방식 중 세포핵 속의 염색체가 갖고 있는 30억 개의 염기서열 중 개인의 편차를 나타내는 한 개 또는

수십 개의 염기변이를 뜻하는 단일 유전자 변이의 경우는 유전적 형태의 고혈압을 일으켜 어릴 때부터 심한 고혈압 증세를 보이는 리들 증후군을 포함한 몇몇 경우뿐이다. 대부분은 어떤 유전형질에 관여하는 다수의 유전자인 다원 유전자가 관여하는 것으로 알려져 있다. 특히 고혈압 수치는 심박출량과 말초동맥저항에 의해 결정되기 때문에, 고혈압에 관여하는 유전자도 2개의 표현형(심박출량, 말초동맥저항)을 조절하는 중개표현형에 영향을 받는다. 중개표현형에는 교감신경계, 혈압 상승 호르몬, 심혈관계, 체액량, 신장 기능 등이 있다. 따라서 다원유전자와 환경적 요소뿐 아니라 중개표현형이 모두 관여하여 고혈압이 발생한다고 할 수 있다.

결론은 고혈압은 유전되지만 대부분은 멘델 유전 방식으로 유전되지 않으므로 고혈압 환자의 부모와 자식 간, 형제간의 발생률은 높은 편이 아니라는 것이다. 그리고 유전 외에도 식습관, 비만, 과음 등이 고혈압 발생에 영향을 줄 수 있기 때문에 생활습관 개선이 고혈압 예방과 치료에 도움이 된다.

즉, 고혈압에 대한 유전적 원인을 찾지 못하는 까닭은 대립형질이 너무 많고, 그 각각의 역할이 미약하며, 사람마다 다르게 분포되어 있기 때문이다. 현재까지의 연구 결과를 살펴보면 고혈압의 원인은 유전적 변이와 함께 환경적 영향이 함께 작용하는 것으로 추정할 수 있다. 향후 고혈압을 조절하는 단일 대립형질을 찾게 된다면 고혈압의 치료 및 예방에 많은 도움이 될 것이다.

💗 당뇨병

최근 우리나라도 고령화와 서구화된 식습관 때문에 당뇨병 발생이 증가 추세에 있다. 음식으로 섭취하는 당은 대부분 췌장세포에서 분비되는 인슐린에 의해 활성화되는 효소에 의해 소화되어 에너지원으로 이용된다. 그런데 만약 인슐린이 부족하면 포도당이 혈액 내에 남아 당뇨병이 발생하게 된다.

당뇨병의 종류는 크게 제1형(인슐린 의존성)과 제2형(인슐린 비의존성)으로 구분된다. 제1형 당뇨병은 비교적 젊은 연령층에서 발생하며 인슐린 분비 장애로 혈당이 증가한다. 제1형 당뇨병은 주로 자가 면역 기전으로 발생하지만, 그 원인은 유전적 영향과 환경적 영향에 의하여 결정된다. 제1형 당뇨병은 가족 내에서 그 빈도가 높지만 특정한 유전 방식으로 유전되지는 않는다. 일란성 쌍둥이 연구에서도 그 일치율이 높은 편이 아닌 것으로 보아 환경적인 영향도 동시에 작용한다고 보고 있다. 제2형 당뇨병은 인슐린의 기능 장애로 혈당이 증가하고 유전적인 것과 환경적인 위험 인자로 인해 발생하는 것으로 알려져 있다.

제2형 당뇨병은 유전적 영향이 강한데, 가족력, 쌍둥이 연구, 유전자 연구를 통해 그 증거가 제시되고 있다. 가족 연구에서는 가족력이 있는 사람이 가족력이 없는 사람에 비해 당뇨병 발생 위험도가 약 3배 더 높았고, 부모 중 한 명이 당뇨병일 경우 자식이 당뇨병에 걸릴 위험성은 40퍼센트였고, 부모 모두 당뇨병일 경우 자식의 당뇨병 발생률은 70퍼센트였다. 쌍둥이 연구에서도 일란성 쌍둥이의 당뇨병 일치율이 약 70퍼센트로 높은 데 반해 이란성 쌍둥이의 일치율은 약 30퍼센트였다.

또 다른 연구로는 당뇨병 발생에 관련이 있다고 추정되는 유전자를 선택하여 그 유전자가 당뇨병 발생에 관여하는지를 확인하는 후보 유전자 연구가 있다. 그동안 수많은 후보 유전자가 연구되었고 그중 PPARG와 KCNJ11 등의 유전자가 당뇨병의 발생 위험도를 높이는 것으로 밝혀졌다. 최근에는 전장 유전체 연관분석 방법을 통해 TCF7L2 등 당뇨병 관련 유전자가 여러 개 밝혀졌다. 이것은 수십만 개 이상의 단일 유전자 변이를 한 번에 검사할 수 있는 유전자 분석 기술이 발달하여 가능했다. 이 유전자들은 그 기능이 대부분 베타 세포의 기능과 관련이 있지만 이러한 유전자 변이를 이용하여 당뇨병 발생을 예측하는 것은 제한적이다. 그러나 유전정보에 개인의 나이, 성명, 체질량지수, 가족력, 공복혈당수치 등 임상적인 정보를 추가했을 때는 제2형 당뇨병 발생 예측률이 높았다. 따라서 당뇨병의 발생에는 유전적인 원인 외 환경적인 위험 인자가 중요함을 알 수 있다.

결론적으로 말하면, 당뇨병의 원인은 아직 모르지만 유전적 원인과 환경적 위험 인자가 함께 관여한다고 추정되고 있다. 현재 의료 기술의 발달로 당뇨병에 관여하는 구체적인 유전자를 확인하는 연구가 계속 진행되고 있으며, 미래에는 이런 유전적 정보를 이용해서 당뇨병의 예방과 치료에 유용하게 사용하게 될 것이다.

고지혈증(고지질혈증)

고지혈증은 유전적 소인에 의해 생기는 원발성 고지혈증과 잘못된 생활습관 등의 원인에 의해 후천적으로 나타나는 2차성 고지혈증으로 분류된다.

고지혈증은 대부분 유전이 아니라 후천적으로 발생하는 것으로, 지방이 다량 들어 있는 음식물을 많이 섭취하면 간에서 초저밀도지질단백질 생성이 늘어나고 자연히 저밀도지질단백질이 높아진다. 그러나 유전적 이상에 의한 경우는 식사를 많이 하지 않아도, 마른 체형이어도 생길 수 있으며, 그 기전은 콜레스테롤을 처리하는 수용체 변이로 인해 콜레스테롤이 간으로 유입되지 못하고 혈액 속으로 노출됨으로써 고지혈증이 생기게 되는 것이다.

원발성 고지혈증 중 가족성 고지혈증은 인구 500명당 1명의 빈도로 발생하며, 전 세계적으로는 1,200만 명 이상에서 발생하는 비교적 빈도가 높은 질환이다. 치료하지 않으면 조기에 심혈관 질환이 생길 가능성이 일반인에 비해 20배나 더 높기 때문에 정확한 진단이 필요하다.

유전적 원인 진단은 단일 유전자 변이를 확인해서 진단하는 유전적 진단 방법과 저밀도지질단백질 수치와 임상 소견, 가족력 등의 기준을 활용해 진단하는 임상적 진단 방법이 있다. 따라서 고지혈증 수치가 매우 높은 경우(총 콜레스테롤 310mg/dL 이상)나 심장 질환으로 조기에 사망한 가족이 있는 경우에는 가족성 고지혈증을 의

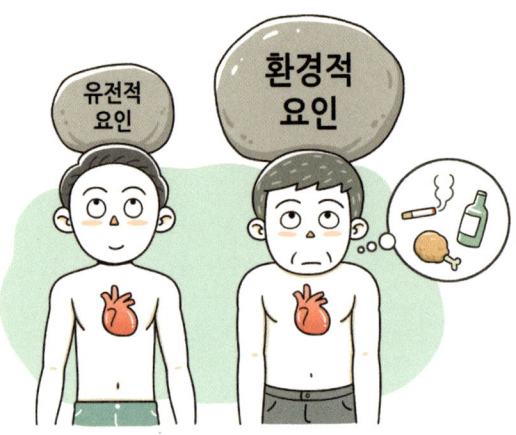

그림 1 고혈압, 당뇨, 고지혈증의 발병 요인

심할 수 있다.

  가족성 고지혈증은 단일 유전자 변이가 1,200개 이상 확인되었고, 멘델 유전 방식으로 유전되는 질환이다. 다양한 수용체 기능 이상을 초래하여 저밀도지질단백질 수치를 상승시킨다. 최근 연구에서는 가족성 고지혈증으로 진단받은 환자의 상당수에서 유전자 변이가 발견되지 않았다. 따라서 단일 유전자에 의한 것이 아니라 다원 유전자 변이에 의한 가능성이 제시되고 있다.

  결론적으로 말하면, 고지혈증은 유전에 의해 생길 수 있는 질병이다. 유전적 원인을 확인하기 위해서 유전자 변이 검사를 시행할 수 있지만, 비용 문제와 단일 유전자 변이가 아닐 가능성이 있기 때문에 그 점을 충분히 고려해야 한다. 유전자 검사를 하지 않아도, 추정 진단만으로도 가족성 고지혈증 진단이 가능하고 적극적인 약물 치료를 시행하여 심혈관 사고를 예방하는 것이 중요하다.

　이상의 내용을 종합해볼 때 고혈압, 당뇨병, 고지혈증은 후천적인 환경과 개인의 노력에 의해서 상당수 예방할 수 있는 질환이라 할 수 있다.

관상동맥 조영술과 관상동맥 CT는
어떤 차이점이 있나요

충북대학교병원 순환기내과 전문의 **김동운**

관상동맥 조영술이란 앞서 병증에 따른 진단에서 두루 설명한 것처럼 심장에 산소와 영양분을 공급하는 관상동맥에 혈관을 또렷하게 볼 수 있게 하는 약물인 조영제를 주입하고, 특별한 방사선 촬영기를 사용하여 관상동맥의 해부학적 모양을 동영상으로 촬영하는 기법이다.

 관상동맥 조영술에서 조영제를 주입하는 이유는 엑스선을 투사하면 뼈나 공기는 구별할 수 있지만 관상동맥을 통해 흐르는 혈액과 주위의 심장 조직은 구분이 되지 않기 때문에 엑스선 투사 시 주위 조직과 명확히 구분하기 위해서다. 관상동맥 CT는 혈관으로 직접 도관을 삽입하지 않고 일반적인 CT 검사와 마찬가지로 팔이나 손의 정맥을 통해 조영제를 투여하여 편리하게 관상동맥을 볼 수 있는 검사다. 관상동맥 조영술과 관상동맥 CT에 대해 어떤 차이점이 있는지를 문의하는 환자가 많다. 이번 장에서는 이 두 가지 방법에 대해 면밀히 소개하기로 한다.

관상동맥 조영술의 검사 방법

검사 전 투약 및 준비

검사 전날 자정부터 금식해야 하며, 도관(카테터)을 넙다리동맥이나 노동맥으로 넣어야 하므로, 안내에 따라 넙다리동맥 근처의 사타구니 부위를 깨끗이 제모한다.

검사 날 아침, 아스피린이나 항고혈압약 등의 심장약이 처방되었다면 금식이더라도 소량의 물과 함께 복용하고 반드시 보호자와 함께 검사실로 간다. 검사 중에 보호자의 동의가 필요한 경우도 있고, 검사 직후 바로 검사 결과를 설명할 수도 있기 때문이다.

당뇨병 환자의 경우 검사 당일에는 보통 인슐린이나 혈당강하제를 사용하지 않으므로 의사나 간호사의 지시에 따른다. 때에 따라 긴장 완화를 위해 안정제와 과민반응을 억제하는 약물이 처방되기도 한다. 월경이 예상되는 경우는 미리 알려 검사 날짜를 조정한다.

화장, 매니큐어 등은 상태를 파악하는 데 방해될 수 있으므로 하지 않는다. 장신구(귀걸이, 목걸이 등), 시계, 틀니 등도 착용할 수 없다. 검사 전에 속옷(팬티, 양말, 브래지어 등)까지 모두 벗고 환자복으로 갈아입는다.

안경은 써도 된다. 검사 전에 미리 화장실에 다녀오는 것을 잊지 말자.

검사하기

검사대 위에 환자를 똑바로 눕힌 다음 심장의 전기 활동을 관찰하는 심전도를 환자의 몸에 붙인다. 도관을 넣을 부위인 팔목이나 사타구니 부위를 소독한다. 가슴속 심장 표면에 있는 관상동맥으로 바로 들어갈 수 없기 때문에, 관상동맥까지 연결되어 있는 손목이나 사타구니 부위의 동맥에 도구가 지나갈 수 있는 입구 노릇을 할 짧은 관을 삽입한다. 이때 국소마취제를 사용하는데 마취 시에만 경미한 통증이 있고 곧 편안해진다. 국소마취를 하기 때문에 환자는 검사 중에도 의료진과 대화를 나눌 수 있다.

손목으로 시도할 경우 간혹 혈관이 가늘고 구불구불하여 검사를 진행하기가 어려워지면 반대쪽 손목이나 사타구니 부위로 다시 시도할 수도 있다.

이후 삽입된 관을 통해 긴 도관을 관상동맥까지 밀어 넣은 후 그 도관을 통해 관상동맥에 혈액의 흐름이 잘 보이도록 해 주는 약물인 조영제를 주입한다. 그런 다음 여러 각도에서 엑스선 투시 촬영을 한다. 조영제를 주입할 때 일부 환자들은 가슴이 화끈거리거나 약간 답답한 정도의 불편을 느끼기도 하는데 대부분 경미하다. 가

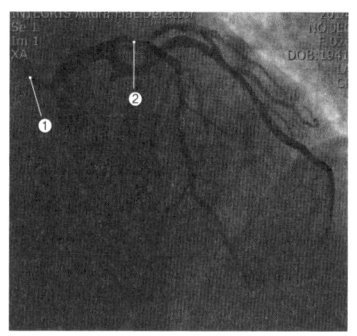

그림 1 관상동맥 조영술 영상 (① 도관, ② 심한 협착 부위)

슴이 아프거나 심하게 불편하다면 의사에게 직접 말하면 된다.

    실제 박동하고 있는 심장 표면 위 관상동맥의 윤곽을 눈으로 직접 볼 수 있으며, 촬영된 영상은 실시간으로 확인이 가능하다. 검사실 밖에서는 프로그램을 이용하여 분석을 진행할 수도 있다(그림 1). 이 영상을 통해 좁아져 있는 관상동맥의 위치, 협착 정도, 범위를 확인하여 협심증 진단을 내리게 되며, 관상동맥의 상태를 분석하여 중재시술(스텐트 삽입 등) 혹은 약물 치료나 수술적 방법(관상동맥 우회술 등) 등의 치료 계획을 결정하게 된다.

검사 후 과정

    노동맥이나 넙다리동맥에 삽입되었던 도관을 빼고 10~20분간 지혈한 후 압박붕대를 하거나 모래주머니를 얹어 둔다. 노동맥으로 검사한 경우에는 손목을 굽히면 출혈이 있을 수 있으므로 1시간 정도 편 채 누워 있어야 하며, 넙다리동맥으로 검사한 경우에는 다리를 굽히면 출혈이 있을 수 있으므로 4~6시간 정도 편 채 누워 있어야 한다. 특별한 문제가 없을 경우 검사 후 부드러운 식사를 해도 되며, 금기 사항이 아니라면 조영제를 씻어내기 위해 가능한 한 물을 많이 마신다.

집으로 돌아간 후에도 3일 동안은 혈관을 뚫었던 부위를 무리하게 사용하지 않는 것이 좋다. 검사 후 1~2일 동안은 검사 부위가 조금 불편할 수도 있다. 혈관을 뚫었던 부위에 멍이 조금 들거나 작은 멍울이 생기는 것은 정상적인 과정이다. 하지만 심하게 부풀어 오르거나 피가 나거나 아프거나 빨갛게 달아오르면 즉시 병원으로 가야 한다. 그리고 혈관을 뚫었던 팔이나 다리가 차가워지며 파랗게 변해도 바로 병원으로 가야 한다.

혈관을 뚫었던 자리가 부풀어 오르며 피가 나면 당황하지 말고 손가락 3개로 10분 정도 눌러 지혈하고 의사와 즉시 상담한다. 직장의 복귀는 직업의 종류에 따라 차이는 있지만 대개 2~3일 이내에 가능하다.

관상동맥 조영술은 비교적 안전하고 별다른 불편함이 없는 검사다. 흔한 합병증으로는 혈관을 뚫었던 부위에 피멍이 생기는 것으로, 보통 수일 이내에 사라진다. 그리고 혈관 촬영에 쓰이는 조영제에 대한 과민반응으로 일시적으로 두드러기가 날 수 있다. 매우 드물게 조영제에 심한 과민반응이 생길 수 있다. 조영제에 대한 과민

반응 병력이 있거나 천식 등의 알레르기 질환이 있는 경우 담당의에게 꼭 알려야 한다. 매우 드문 합병증으로는 부정맥, 혈전에 의한 뇌경색, 혈관 손상, 출혈 등이 발생할 수 있는데, 주로 동맥경화증이 심한 환자에게 나타난다. 전체 합병증의 발생 빈도는 1,000명 중 1~5명 정도에 불과하다.

관상동맥 CT란 무엇인가?

관상동맥의 상태를 평가하는 데 관상동맥 조영술이 가장 좋기는 하지만 혈관을 직접 뚫고 들어가야 하고, 크지는 않지만 검사에 따른 위험성도 있다. 관상동맥 CT는 팔이나 손의 정맥을 통해 조영제를 투여하므로 심장 부위로 도관을 직접 삽입하지 않고도 검사할 수 있는 장점이 있다.

움직이지 않고 가만히 있는 장기여야 좋은 CT 영상을 얻을 수 있는데, 심장은 숨을 쉴 때 움직이는 폐와 이웃해 있고 심장 자체도 쉬지 않고 움직이는 장기여서 만족할 만한 영상을 얻기가 쉽지 않다. 하지만 최근 매우 짧은 시간에 영상을 얻을 수 있는 기술이 발달해 좋은 영상을 얻을 수 있게 되었다. 심장의 움직임이 적으면 더 좋은 영상을 얻을 수 있으므로 촬영 시 지시에 따라 숨을 잠시 멈추는 것이 필요하며, 심박수가 빠르면 심박수를 느리게 하는 약물을 사용할 수 있다.

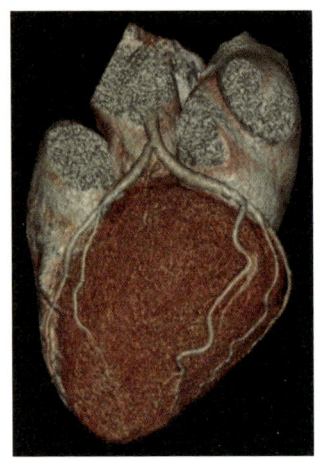

그림 2 컴퓨터로 재구성한 관상동맥 CT 영상

일반 CT 촬영처럼 검사 시간은 매우 짧으며 특별한 회복 과정도 필요 없다. 환자가 검사를 마치면 컴퓨터 프로그램을 이용하여 관상동맥 조영술과 비슷한 영상을 만든다(그림 2).

관상동맥 CT는 매우 편리하고 비교적 정확하게 관상동맥 질환을 평가할 수 있지만, 관상동맥 조영술과 마찬가지로 조영제를 사용하므로 과민반응이 생길 수 있고 방사선에도 노출된다.

관상동맥 CT는 관상동맥질환 진단의 예민도와 정확도가 관상동맥 조영술보다는 떨어지기 때문에 이미 관상동맥 질환이 있는 환자이거나 있을 가능성이 높은 환자라면 바로 관상동맥 조영술을 하는 것이 더 좋다. 관상동맥 조영술은 병변에 대한 평가를 더 정확히 내릴 수 있고, 바로 이어서 관상동맥 중재술 치료를 시행할 수 있다.

관상동맥 CT 검사는 관상동맥 질환이 있는지 없는지 모호한 환자 또는 저위험군 환자의 관상동맥 질환에 대한 평가를 내릴 때, 관상동맥 우회술 후의 이식 혈관에 대한 평가를 내릴 때 시행할 것을 추천한다.

경피적 관상동맥 중재술과 관상동맥 우회술은 **어떻게 다른가요**

고려대학교 구로병원 순환기내과 과장 **나승운**

관상동맥 조영술은 협착 또는 폐쇄된 혈관을 찾아 그 정도와 부위를 진단할 수 있어서 확진 검사로 이용되고 있다. 최근에는 관상동맥 조영술과 함께 혈관 내 초음파 등을 이용하여 혈관 내 협착의 정도를 보다 더 정밀하게 평가할 수 있다. 뿐만 아니라 풍선확장술 또는 스텐트 삽입술을 시행할지 여부를 결정할 수 있는 결정적인 확진 검사라는 데 그 의미가 있다.

관상동맥 조영술은 관상동맥의 해부학적 구조를 밝히고 혈관이 막혔는지 또는 좁아진 부분이 있는지 등을 진단하는 표준검사다(그림 1). 또한 관상동맥 조영술의 결과는 관상동맥 질환을 내과적 약물 치료, 경피적 관상동맥 중재술, 관상동맥 우회술 중에서 어떤 방법으로 치료할 것인지를 결정하는 근거가 되며, 예후에 대해서도 가장

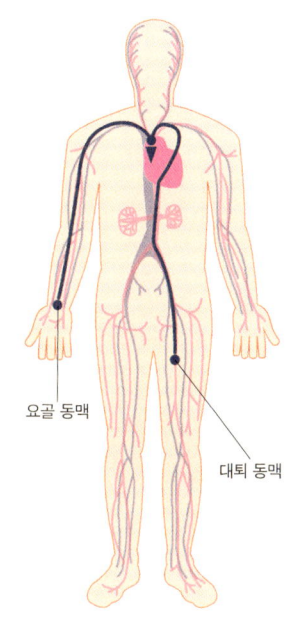

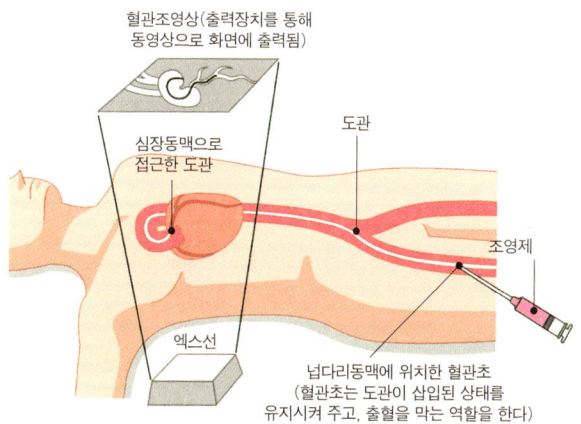

그림 1 관상동맥 조영술 모습

정확한 정보를 제공한다. 더욱이 치료의 한 방법인 경피적 관상동맥 중재술을 시행하려면 반드시 관상동맥 조영술을 실시해야 한다.

💗 경피적 관상동맥 중재술이란 무엇인가?

관상동맥 조영술에서 혈관 협착이 확인된 경우에는 관상동맥 풍선확장술 및 스텐트 삽입술을 시행해야 한다. 풍선확장술 및 스텐트 삽입술은 풍선이 달린 가느다란 플라스틱 관을 동맥의 좁아진 부위까지 밀어 넣은 다음에 풍선을 부풀려 좁아진 동맥을 넓히고 연이어 좁아진 혈관에 스텐트라는 금속망을 삽입하여 지지하는 치료 방법을 말한다(그림 2). 관상동맥 중재술은 개발 초기에는 풍선확장술만 시행했는데, 이 경우 확장 부위가 다시 좁아지는 재협착이 40퍼센트 정도 발생했으나 스텐트로 넓힌 혈관을 유지하는 방법(관상동맥 내 스텐트 삽입술)을 통해 재협착률이 20~30퍼센트 정도로 떨어졌다.

스텐트 삽입술은 초기에 일반 금속 스텐트를 사용했는데 이것만으로는 혈관이 다시 좁아지는 문제를 완전히 해결하지 못했다. 이때 사용하는 스텐트는 금속이기는 하지만 인체에 무해한 성분으로 만들어져 있으며, 시술된 스텐트는 다시 빼거나 하지 않는다. 스텐트의 그물망 사이로 혈관의 내피조직과 평활근세포가 비집고 자라나 혈관이 재협착되는 문제가 20~30퍼센트에 이른 것이다.

1990년대 중반부터 재협착을 줄이기 위해 약물로 스텐트를 코팅

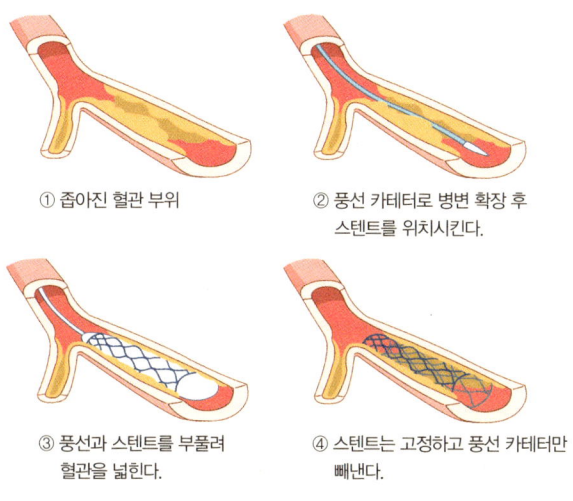

① 좁아진 혈관 부위
② 풍선 카테터로 병변 확장 후 스텐트를 위치시킨다.
③ 풍선과 스텐트를 부풀려 혈관을 넓힌다.
④ 스텐트는 고정하고 풍선 카테터만 빼낸다.

그림 2 풍선확장술 및 스텐트 삽입술

하는 방법에 대한 연구가 진행되었고, 일반 금속 스텐트보다는 약물 용출 스텐트가 재협착 방지에 효과적이라는 연구 결과가 잇따르면서 약물 용출 스텐트가 대세로 자리 잡게 되었다.

약물 용출 스텐트는 그물망 표면에 약물(조직 분화를 억제하는 항암제 성분)을 처리하여 스텐트 내에 동맥경화반이 자라는 것을 막을 수 있게 제조되어 최근에는 1년 이내 재협착률이 5퍼센트 이내로 줄어들었다.

금속 스텐트는 재질에 따라 스테인리스 스틸을 쓰는 1세대와 코발트 크롬 합금으로 만드는 2세대로 나뉜다. 1세대 스텐트는 좁고 구불구불한 혈관을 뚫고 들어가는 데 어려움이 있었고 스텐트가 혈관 내에서 부러질 위험이 있었으나, 2세대는 스텐트의 지름이 1세대의 절반 정도이고 재질도 유연하여 좁고 휘어진 혈관도 시술이 가능해져 시술 성공률이 95퍼센트 이상으로 개선되었다.

또한 1세대 약물 용출 스텐트는 약물이 몸속으로 용출되는 속도를 쉽게 조절할 수 있도록 스텐트 위에 일종의 생체 친화적 플라스틱(폴리머)을 입혔다. 2세대 약물 용출 스텐트는 사람의 혈액 구조와 유사한 폴리머가 약물 용출 스텐트 위에 입혀져 안정성이 더욱 강화되었다.

앞서 언급했듯이 약물 용출 스텐트는 일반 금속 스텐트보다 치료 효과가 뛰어나다고 알려져 널리 사용되었으나, 시간이 지남에 따라 또 다른 문제가 야기되었다. 스텐트를 삽입한 다음에 갑자기 혈전이 생성되어 혈관을 막아 급성 심근경색 등 치명적인 부작용을 일으키는 일명 '스텐트 혈전증'이 문제로 대두된 것이다.

스텐트 혈전증은 일반 금속 스텐트에서도 발생했지만, 약물 용출 스텐트에서 더 잘 생긴다는 연구 결과가 나온 것이다. 따라서 약물 용출 스텐트의 종류에 따라 적어도 두 종류 이상의 항혈소판제를 1년 이상 투여하고, 스텐트 삽입술을 할 때 혈관 내 초음파를 이용하여 약물 용출 스텐트가 혈관벽에 완벽하게 잘 붙을 수 있도록 시술하는 것이 매우 중요해졌다.

이런 스텐트 혈전증의 발생 메커니즘은 방출되는 약물에 따른 내피세포 재형성 억제, 폴리머나 약제에 대한 과민성 등이 관련되어 있는 것으로 알려져 있다. 따라서 약물 용출 스텐트의 장기 유용성 및 안전성을 높이는 연구가 많이 이루어졌다. 최근에 새로 개발되어 쓰이고 있는 여러 가지 약물 용출 스텐트는 이러한 혈전증의 발생 위험도 미미하고, 재협착도 의미 있게 줄여 줘 매우 안전하고 효과적인 치료법으로 자리 잡았다.

약물 용출 스텐트가 일반 금속 스텐트에 비하여 재협착률이 낮다는 점은 분명하지만 수술, 출혈성 경향 등으로 지속적인 병합 항혈소판제 치료(두 종류 이상의 항혈소판제, 아스피린+클로피도그렐)를 받기 힘든 상황이거나, 고령 환자의 경우는 여전히 일반 금속 스텐트 혹은 단기간의 항혈소판제 투여로 충분한 일부 약물 용출 스텐트를 사용해 시술하는 것이 바람직하다고 할 수 있다. 관상동맥 풍선확장술 및 스텐트 삽입술을 시행하는 경우, 시술 후 가슴 통증과 심장근육 효소 수치 상승이 유발되는 경우가 3퍼센트 내외로 있을 수 있으며, 응급으로 관상동맥 우회술을 받아야 되는 경우가 0.14~0.3퍼센트 빈도로 발생할 수 있다.

시술과 관련된 사망률은 0.5~1퍼센트로 보고되고 있으나, 대부분 동반 질환이 많은 고령이거나 급성 심근경색인 경우다. 혈관 병변의 양상에 따라 보다 정밀한 검사가 필요하며, 이런 경우 혈류 측정, 혈관 내 초음파 및 광간섭 단층촬영(레이저를 이용해 조직의 단층을 촬영하는 검사) 등의 추가 검사가 시행될 수 있다.

♡ 약물 치료 및 관상동맥 우회술

70퍼센트 미만의 혈관 지름이 협착 병변인 경우에는 일반적으로 가장 먼저 약물 치료를 시행한다. 심한 협착이 있더라도 의료진의 판단에 따라 관상동맥 중재술 전에 약물 치료를 시행해 볼 수 있다.

혈관 병변이 풍선확장술 및 스텐트 삽입술에 적합하지 않은 경우나 다른 여러 가지 사정에 의해 시술을 시행할 수 없는 경우(스텐트 삽입술의 위험성이 지나치게 높은 경우)에는 수술적 방법으로 혈관을 접합시키는 관상동맥 우회술을 시행할 수 있다.

관상동맥 우회로 이식술이라고도 불리는 관상동맥 우회술은 협심증으로 인한 가슴 통증을 완화하고, 관상동맥 질환으로 인해 급사하는 것을 예방하는 수술이다. 가슴뼈 안쪽에 양쪽으로 있는 좌우 속가슴동맥(내흉동맥), 팔목 가까이에 있는 노동맥, 위의 오른쪽 아래에 있는 우위대망동맥, 다리 안쪽에 있는 큰두렁동맥(복재정맥) 등을 주변 조직으로부터 분리해 관상동맥을 우회하는 도관으로 사용한다. 속가슴동맥 및 우위대망동맥은 제 위치에서 관상동맥 협착부 이하에 연결하는 수술을 해 주거나, 필요 시에 제 위치에서 완전 절제하여 대동맥과 관상동맥 사이에 연결할 수 있다(그림 3).

노동맥 및 큰두렁동맥은 심장이나 관상동맥과 멀리 떨어져 있으므로 한쪽을 떼어 붙여 주는 수술은 불가능하고, 대동맥이나 속가슴동맥, 우위대망동맥 등에 연결하여 다른 끝을 관상동맥에 연결하는 수술은 가능하다. 노동맥, 큰두렁동맥 등은 일부 구간을 박리, 채

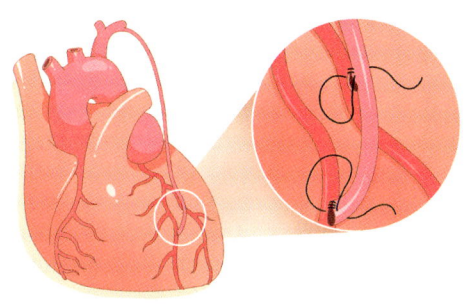

그림 3 관상동맥 우회술
좌측 쇄골하동맥에 연결되어 있는 좌측 속가슴동맥의 끝을 절제해내 관상동맥에 이식하여
혈관우회술(심한 기시부 병변을 우회하여 혈관 원위부에 붙여 주는 수술)을 하는 모습

취하여 그것을 이용해 심장혈관에 이식해 주는 수술을 할 수 있다.

관상동맥 우회술은 통상적으로 정중흉골절개술, 가슴뼈의 정중앙을 절개하여 흉곽 내부를 노출하여 실시하는 수술을 시행하는데, 인공심폐기를 가동하여 심장을 대신하여 혈액을 온몸으로 보내고, 심장박동을 정지시킨 상태에서 수술을 한다.

미세 혈관 수술 기법이 개선되고, 침습성을 최소화하는 수술 기법이 도입되면서 수술 성적이 향상되고 있다. 또한 인공심폐기를 사용하지 않고 심장이 박동하도록 그대로 둔 채 수술을 시행하는 오프펌프 수술법도 있다.

관상동맥 우회술은 일부 다혈관 관상동맥 질환의 경우 경피적 관상동맥 중재술보다 결과가 좋았다. 관상동맥 우회술과, 일반 금속 스텐트를 이용한 경피적 관상동맥 중재술을 받은 환자를 조사한 결과 다혈관 관상동맥 질환자의 경우 경피적 관상동맥 중재술보다는 관상동맥 우회술이 결과가 더 좋았다.

또한 관상동맥 우회술과 약물 용출 스텐트를 이용한 경피적 관상동맥 중재술을 받은 다혈관 관상동맥 질환자 1,800명을 대상으로 조사한 연구에서는 시술 후 12개월 이내에 중요한 심장 관련 사건과 중요한 뇌혈관 관련 사건이 발생한 비율이 관상동맥 우회술 그룹(12.4퍼센트)이 약물 용출 스텐트 그룹(17.8퍼센트)보다 낮았다.

최근에 보고되고 있는 연구들에서는 새로 개발된 약물 용출 스텐트는 거의 수술적인 치료와 비교하여 사망률과 주요 심장 관련 사건의 빈도에 큰 차이가 없는 것으로 보고되고 있다.

치료하지 않을 경우의 예후는 어떤가?

불안정형 협심증이나 급성 심근경색과 같은 응급 상황에서 적절한 치료를 하지 않는다면 심장 기능이 심각하게 악화(심장기능상실)되거나, 치명적인 부정맥 증상 등으로 사망에 이를 수 있다. 혹은 비가역적인 심장 기능 저하, 급사, 반복적인 입원 등이 발생할 수 있다.

약물 치료에 잘 반응하지 않는 안정형 협심증의 경우, 경피적 관상동맥 중재술을 시행하는 것이 일반적이며 적절한 치료를 하지 않는 경우 점진적인 심장 기능 악화 및 지속적인 가슴 통증으로 일상생활에 큰 불편을 야기할 수 있다. 환자는 시술 직후에 병실로 옮겨져 심장박동, 혈압, 수술 부위의 이상 유무 등을 파악하는 정밀 검사를 받는다. 스텐트를 삽입하는 경우에는 항응고제 주사를 맞는데, 항응고제는 약효가 약 6시간 지속된다. 6시간 정도 지나면, 사타구니 부위나 손목 부위에 삽입되었던 도관을 제거하고 구멍을 냈던 부위는 출혈이 멈출 때까지 압력을 가한다. 체내에 남아 있는 조영제는 가능한 한 빨리 배출해야 하므로 많은 양의 물이나 음료를 섭취해야 한다. 사타구니 부위를 통해 시술을 했다면 수술 후 6시간 정도 다리를 똑바로 편 채 상처 난 부위가 움직이지 않도록 침대에 누워 있어야 효과적인 지혈이 가능하다.

  시술 다음 날이면 일어나서 가볍게 걸어 다닐 수 있으며, 담당 의사의 소견에 따라 차츰 활동을 넓혀 나간다. 보통 합병증이 없으면 스텐트 시술 후 하루 또는 이틀 정도 입원 후 퇴원할 수 있으며, 이후에는 통원 치료를 받으면 된다. 퇴원 후에 불편함을 느끼거나 통증, 출혈이 있을 경우에는 곧바로 담당 의사 또는 병원에 연락해야 한다. 퇴원 후 1~2주 내에 순환기내과 외래에 와서 검진을 받고, 이상이 없으면 두어 달에 한 번씩 병원을 방문한다. 혹시 다시 통증이 생기거나 숨이 가쁘다면 순환기내과나 응급실로 즉시 가야 한다.

  6개월에서 9개월 사이에 추적 관상동맥 조영술(가슴 통증이 없어도 시술 후 6개월경에 통상적으로 시행하는 조영술)로 재촬영을 할 것을 권고한다. 왜냐하면 혈관이 다시 좁아져서 재발되는 데 대략 6개월 정도 걸리기 때문이다.

　현재 전 세계적으로 풍선확장술 후 재발률은 30~50퍼센트, 일반 금속 스텐트 시술 후 재발률은 20퍼센트 남짓이며, 최근에는 약물용출 스텐트의 도입으로 재협착 빈도가 5퍼센트 이하로 줄었다. 세 번 이상 재발하는 예는 전체 환자의 3퍼센트 정도다. 이밖에도 수술 후 건강 상태를 점검하는 심장초음파 검사, 운동부하 검사, 심장핵의학 검사 등의 정기 검사가 있으며, 이 검사는 수술 후에 반드시 받아야 재발했을 때 조기에 진단받을 수 있다.

　조속한 건강 회복을 위해 담당 의사는 치료제를 처방한다. 처방전에 따른 약의 복용은 매우 중요하다. 담당 의사의 복용 중지 지시가 있을 때까지 처방전대로 약을 지속적으로 복용해야 한다. 건강한 생활습관에 익숙해지면 곧 시술이나 수술 전의 상태로 돌아갈 수 있다. 스텐트 삽입술을 했다 해도 활동하는 데에는 별 불편이 없지만 격렬한 운동을 해야 할 경우에는 반드시 담당 의사와 상의해야 한다. 담당의가 바뀔 경우에는 관상동맥에 스텐트를 삽입했음을 반드시 알려야 한다.

　스텐트 시술 후 6개월 만에 재촬영을 했을 때 별다른 이상이 없고, 고혈압, 당뇨병, 흡연, 고지혈증과 같은 위험 인자가 없다면 약물 치료를 일부 줄일 수 있다.

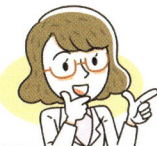
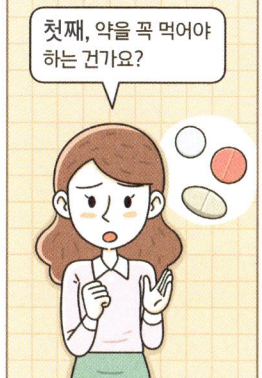
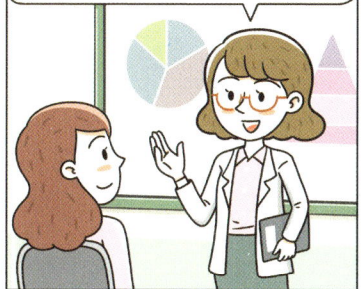
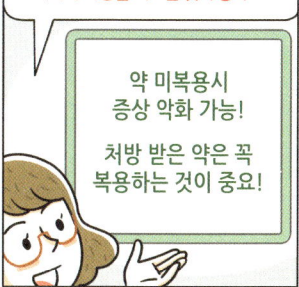
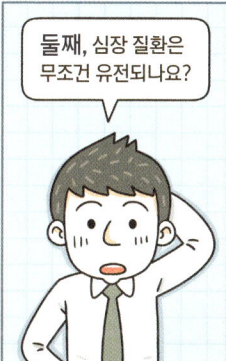
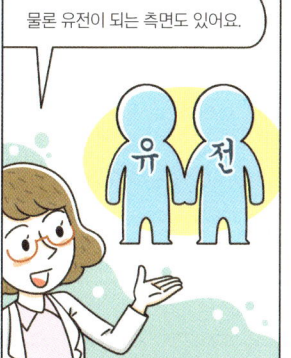
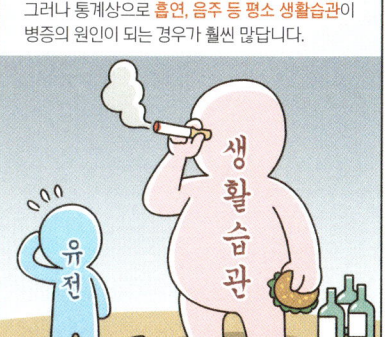
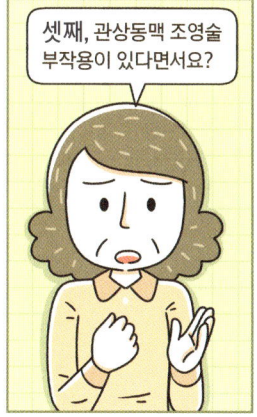
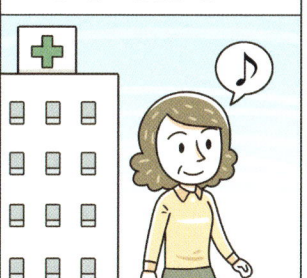
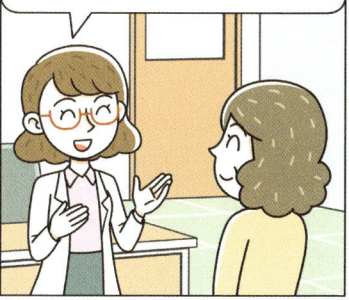

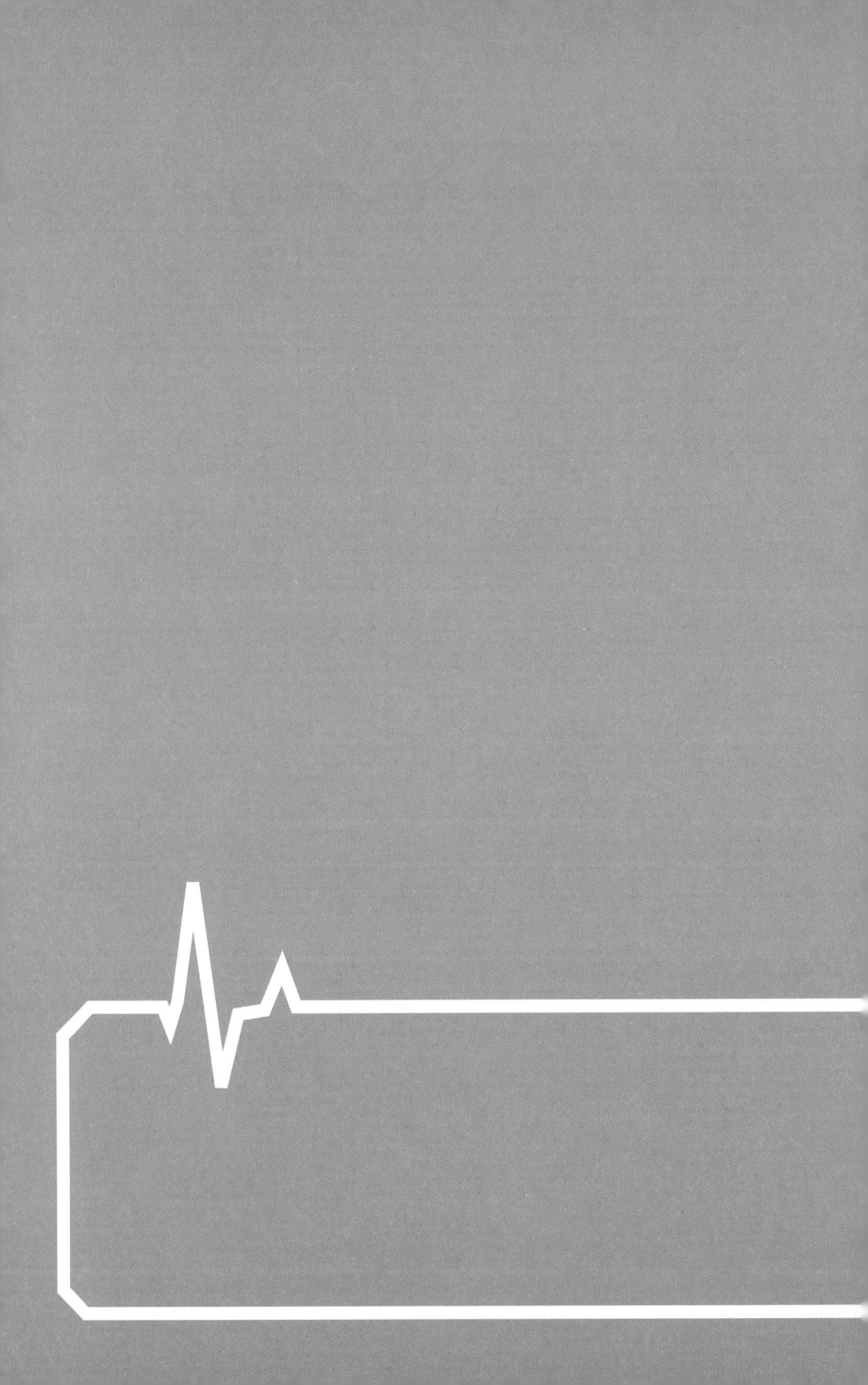

4장

평생 건강한 심장으로 살기 위한 생활 수칙

급성 스트레스로 인한 심혈관계 질환의 발생에 대해서는 이미 많이 알려져 있다. 예를 들어 배우자가 사망한 후 1개월 이내에 심혈관계 질환이 발생할 확률은 2~3배 올라간다고 하고, 대규모 지진 등의 재앙을 경험한 후 급성 심장사가 발생할 확률은 6배 정도 증가한다고 한다.

스트레스와
이별하라

연세대학교 원주기독병원 심장내과 전문의 **유병수**

현대인들은 누구나 과도한 업무 및 대인 관계에서 오는 어려움 등으로 인해 스트레스를 경험하며 살아가고 있다. 적절한 스트레스는 생활에 활력을 주고 생산력과 창의력을 높이는 데 도움이 되지만 극심한 스트레스는 정신과 신체 건강에 나쁜 영향을 미친다.

스트레스의 생리적 반응, 즉 교감신경이 흥분하여 투쟁-도피 반응을 유발하는 것은 인체가 환경에 정상적으로 대응하는 반응 중 하나다. 투쟁-도피 반응은 긴장된 상황에 처했을 때 그 상황에 대처하기 위해 스트레스에 맞서 싸울 것인지, 아니면 도피할 것인지를 준비하는 몸의 근육 활동이다. 하지만 스트레스를 받는 상황이 오래 지속되면 몸이 이를 견뎌내지 못하고 결국 질병을 일으킨다. 따라서 스트레스 상황을 올바르게 인지하고 제대로 극복하는 것은 건강한 삶의 기초가 된다.

♡ 스트레스는 나쁘기만 한 걸까?

스트레스가 항상 나쁜 것만은 아니다. 오히려 적당한 스트레스는 일상에 활력을 주기도 한다. 즉, 스트레스를 적극적으로 관리하고 적절히 이용할 수 있는 몸의 상태를 유지하면, 계획을 실행하고 성취할 수 있는 힘과 동기를 유발해 삶에 활력을 불어넣는다. 집중력, 능력, 창의성, 생산성을 향상시켜 주기도 한다.

 스트레스는 기본적으로 위급한 상황에서 사람들을 구해 주도록 설계되어 있다. 아드레날린이 증가하고 감소하면서 생기는 신체의 변화 효과는 건강한 삶을 살기 위해 매우 중요하다. 하지만 부정적인 스트레스를 지속적으로 받으면 우리 몸에는 불안 증상(초조, 걱정, 근심 등)이 나타나다가 점차 우울 증상으로 변한다. 불안이나 우울 증상은 대부분의 경우 일시적인 것이어서 스트레스가 지나가면 사라진다. 그러나 스트레스 요인이 오래 지속되거나 너무 과한 경우, 또는 스트레스 상황을 이겨낼 힘이 부족한 경우에는 각종 정신 질환으로 발전할 수 있다.

 스트레스로 인해 흔히 생길 수 있는 정신 질환은 적응장애, 불안장애, 기분장애, 식이장애, 성기능장애, 수면장애 등으로 나타나는 장애로, 심리적 장애가 신체적인 형태로 나타나는 신체형 장애 등이 있다. 주부들에게 많이 나타나는 화병도 스트레스와 매우 밀접한 관련이 있는 정신 질환이다.

신체 질환의 경우도 스트레스와 밀접한 연관이 있다. 내과 입원 환자의 약 70퍼센트가 스트레스와 연관이 있다는 연구만 봐도, 스트레스가 신체 질환의 발생 원인이거나 악화 요인이라는 것은 이미 잘 알려진 사실이다. 주로 스트레스에 취약한 근골격계(긴장성 두통 등), 위장관계(과민성 대장증후군), 심혈관계(고혈압) 등이 스트레스에 많은 영향을 받는 것으로 알려져 있다. 그러나 단순히 몸이 아프거나 몸에 이상을 느껴 병원을 찾아가 검사를 받아도 특별한 이상이 없고 신경성이라는 말만 듣는 경우가 많다. 이런 경우 여러 병원, 여러 의사를 찾아다니는 일명 '병원 쇼핑'을 하는 사람이 있다. 그래도 결국에는 신체적으로 아무런 이상이 없다는 이야기만 반복적으로 듣는다. 이럴 때 정신과적으로는 정신신체장애라는 진단을 내리게 된다.

정신신체장애란 정신적·심리적 요인에 의해 신체적인 질병이 발생하거나 악화될 때 붙이는 병명이다. 개인의 상태에 따라 치료 결과도 차이가 크다. 따라서 신체 질환의 발생 원인을 주치의에게 확인하고, 정신적·심리적 요인인 스트레스와의 연관성을 확인하는 것이 매우 중요하다.

스트레스를 장기간 받으면 몸의 면역 기능이 떨어져 질병에 걸리기가 쉽다. 감기도 잘 걸리고 정신신체장애가 악화될 뿐 아니라 장기적으로는 암과 같은 심각한 질환에 걸릴 수도 있다.

♡ 극심한 스트레스가 심장과 혈관을 망친다

심혈관계는 우리 몸에 산소와 영양분을 공급하는 장기이므로 외부의 다양한 자극에 즉각적으로 정교하게 반응한다. 따라서 스트레스와 심혈관계 질환의 관련성에 대해서는 오래전부터 연구되어 왔고, 비교적 잘 알려져 있다.

급성 스트레스로 인한 심혈관계 질환의 발생에 대해서는 이미 많이 알려져 있다. 예를 들어 배우자가 사망한 후 1개월 이내에 심혈관계 질환이 발생할 확률은 2~3배 올라간다고 하고, 대규모 지진 등의 재앙을 경험한 후 급성 심장사가 발생할 확률은 6배 정도 증가한다고 한다. 특히 급성 스트레스가 심혈관계 질환을 더 잘 유발하는 원인에 대해서는 비교적 많은 연구가 이루어졌다.

첫째, 스트레스가 교감신경을 흥분시켜 일시적으로 심장에 혈액이 잘 공급되지 않는 상태를 유발하고, 둘째, 부정맥 발현 가능성을 높이며, 셋째, 동맥경화에 의해 혈관에 형성된 경화반이 터지기 쉬운 상태가 되거나 혈전 형성의 위험성을 높이는 것이 심혈관계 질환의 유발 원인으로 알려져 있다.

특히 심근경색이나 뇌졸중의 원인이 되는 혈전이 형성되는 데에는 감정적 스트레스, 분노, 심한 흥분 같은 유발 요인이 영향을 끼치는 것으로 알려졌다. 또한 화가 나거나 불안할 때 심장에서 코르티솔이나 아드레날린이 분비되어 혈압이 올라가고, 심장박동이 불규칙해지며, 혈액의 점성이 높아진다는 사실이 밝혀졌다.

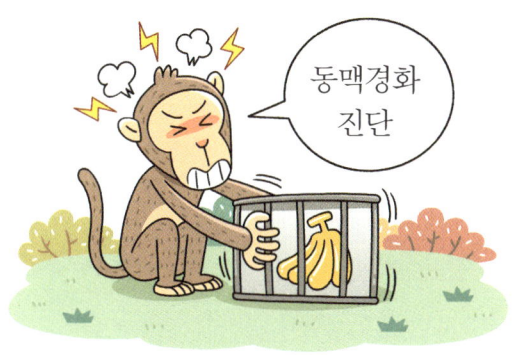

그림 1 동맥경화를 유발하는 만성적 스트레스

만성 스트레스가 심혈관계 질환을 유발하는 원인을 규명할 때 사람을 대상으로 실험하기가 어렵기 때문에 주로 동물실험을 진행한다. 게잡이원숭이는 집단생활을 하고 위계질서가 세워져 있어 스트레스 연구에 많이 활용되고 있다. 원숭이 집단에 음식을 제한하거나 낯선 원숭이를 같은 서식지에 넣는 것으로 스트레스를 주며 관찰한 결과 이런 스트레스에 만성적으로 노출된 원숭이의 혈관에 동맥경화가 유발되었다.

사람을 대상으로 한 대규모 조사연구를 살펴보면 집과 직장에서의 스트레스, 경제적 스트레스, 전년도의 중요 생활사로 인해 초조하고 불안하며 수면장애를 겪는 상태를 스트레스로 평가한 결과 만성 스트레스가 심근경색을 2.1배 높이는 것으로 나타나기도 했다.

만성 스트레스에 직접적·지속적으로 노출되면 교감신경과 시상

하부 뇌하수체 부신축(스트레스에 반응하는 뇌의 신경내분비계의 주요 구성 요소로 스트레스에 대한 반응과 소화, 면역계, 감정과 기분, 성, 에너지 저장 및 소모를 포함한 다양한 신체 과정을 조절한다)이 과잉 자극되어 생리적 반응을 유발해 결과적으로 심장과 혈관에 나쁜 영향을 미치게 된다. 간접적으로는 만성 스트레스가 우울증이나 불안장애 등 정신장애를 유발하여 심장과 혈관에 영향을 준다.

💚 스트레스를 이기려면 어떻게 해야 할까?

무엇보다 규칙적인 생활습관을 가지는 것이 스트레스 관리의 출발이다. 첫째, 건강한 식사습관을 익힌다. 천천히, 편안하게, 골고루, 적당히 먹는다. 비타민, 무기질, 섬유소를 골고루 섭취하기 위해 노력하고, 술, 카페인, 설탕, 소금, 인스턴트나 패스트푸드의 섭취를 줄인다. 둘째, 충분한 수면을 취해야 한다. 일반적으로 6~8시간 정도가 적당하다. 셋째, 운동을 규칙적으로 한다. 일반적으로는 걷기가 좋다. 운동 시간은 하루에 30~60분 정도, 일주일에 최소 3회 이상 한다.

평소 운동을 전혀 하지 않았던 경우에는 횟수나 시간을 단계적으로 늘려 나가는 것도 좋은 방법이다. 근력 강화와 이완, 복식호흡, 명상 등은 중증도 강도의 전신 운동과 함께 노약자도 안전하게 할 수 있는 운동일 뿐 아니라 스트레스 감소와 면역 기능 및 감정에 긍정적인 영향을 미치는 것으로 알려져 있다. 또한 자신에게 맞는 취미 활동은 스트레스 해소에 도움이 된다.

　긍정적인 생각을 가지는 것도 스트레스 강도를 줄일 수 있다. 예를 들어 직장에서 서로의 업무 능력과 대인 관계에서의 능력을 적절하게 북돋아 주면 스트레스를 줄일 수 있다. 사교적인 능력을 향상시키면 자신이 어느 그룹에 속해 있다는 만족감과 안정감이 커지고, 보호받고 있다는 느낌을 갖게 되므로 신체 및 정신 건강에 도움이 된다. 순간적으로 스치는 감정이나 기분도 우리 몸에 많은 영향을 주므로 그때그때 늘 적절하게 해소하고 조절해야 한다.

　결국 스트레스의 궁극적인 해소법은 스트레스 자체를 없애는 것이 아니라, 스트레스를 받는 개인의 생각, 마음가짐, 신념 등을 변화시켜 스트레스에 좀 더 여유 있게 대처할 수 있도록 하는 것이라 할 수 있다. 스트레스를 잘 관리하거나 적절하게 이용하려면 자신이 겪는 스트레스의 실체부터 정확히 알아야 한다. 자신에게 스트레스를 주는 상황이 스스로의 힘으로 통제할 수 있는 것인지 파악하는 것도 도움이 된다.

　혼자서 감당하기 어려운 경우에는 전문가의 도움을 받는 것도 좋다. 가족이나 친구 등 걱정, 불만 등을 털어 놓을 수 있는 상대가 있다면 편안한 대화를 통해 정서적 안정을 찾을 수 있을 것이다.

심장에 좋은 운동법

제주대학교병원 심장내과 전문의 김기석

규칙적인 운동은 우리 몸을 상쾌하게 할 뿐 아니라 심장 기능도 향상시키는 효과가 있다. 권장되는 운동으로는 걷기, 계단 오르기, 체조, 수영, 자전거 타기, 조깅 등의 유산소 운동이 있다.

유산소 운동은 심장과 폐의 기능을 향상시키고 심장 질환의 위험을 감소시키는 것으로 잘 알려져 있다. 유산소 운동은 보통 30~60분간 일주일에 3~4회 정도 하면 심장 건강에 유익하다고 하여 심혈관 질환 예방법으로 환자들에게 권장하고 있다. 그러나 협심증, 심근경색, 심장기능상실 등의 심장 질환이 있는 경우 운동의 강도나 정도가 일반인과는 달라야 한다. 여기에서는 심장 질환자의 구체적인 운동 방법에 대하여 알아보고자 한다.

💚 운동의 원칙

운동을 시작할 경우 자신의 운동 능력을 평가하기 위해 먼저 6분 보행 검사 혹은 운동부하 검사를 시행해 자신에게 적절한 운동 상태를 점검해야 한다. 운동부하 검사는 트레드밀 위에서 시속 0.6킬로미터로 10~15분 정도 경사도 0에서 걷다가 지구력 상태에 따라 시속 1.8킬로미터까지 속도를 올리는 방법이다.

이런 초기 트레드밀 보행 운동은 예상 맥박수-최대연령의 70퍼센트 이하(예를 들어 50세 성인이라면 220-50=170회/분으로, 이 수치에 70퍼센트이면 분당 맥박수가 120회 정도 되는 운동이 적절한 운동이라고 할 수 있다)로 제한해야 하며, 불필요한 증상이나 협심증, 부정맥 등의 문제가 유발되지 않아야 한다.

혈압은 운동을 시작하고 첫 3분 후, 보행 속도를 높이기 직전, 각 단계 후기 30초경에 측정한다. 이때 안정기에 비해 수축기 혈압이 20$mmHg$ 이상 증가하지 않도록 속도를 제한해야 한다. 운동 중에 혈압이 증가하지 않거나, 하강하는 경우에는 운동을 중단해야 한다.

💚 운동의 종류와 강도

심장혈관 회복을 위한 운동은 리듬감이 있고, 가능한 한 큰 근육을 사용하는 유산소 운동이 좋다. 웨이트 트레이닝같이 근육에 집중하는 운동은 가급적 배제하는 것이 좋다. 가장 많이 권장되는 운동은 걷기나 달리기, 그리고 자전거이며 수영도 가능하지만 운동량을 조절할 수 없는 어려움이 있어 추천하지는 않는다.

달리기 대신 줄넘기도 괜찮으나 심장 질환자에게는 한 시간에 9킬로미터를 조깅하는 강도 이상의 운동은 피해야 한다. 또 골절 위험이 있으므로 골다공증이 있는 경우에도 피해야 한다.

최근 몇 년 동안, 근력 강화보다는 매우 적은 저항과 무게를 이용한 지구력 강화 운동인 서킷 웨이트 훈련을 유산소 운동 훈련과 더불어 환자들에게 지시하고 있는데 이는 단계적으로 시행된다. 그러나 좌심실 기능이 회복되지 않은 환자나 부정맥이 조절되지 않거나 불안정형 협심증이 있는 환자에게는 추천하지 않는다.

미국 심장학회에서는 운동 강도 결정은 합병증이 없는 심장 질환자(저위험군)인 경우 최대 심박수('220에서 피검자의 나이'를 뺀 수)의 70~85퍼센트를 목표로, 합병증이 있는 심장 질환자 중 중등도 위험군인 경우는 최대 심박수의 55~70퍼센트를 목표로, 고위험군인 경우는 최대 심박수의 40~55퍼센트를 목표로 하고 있다.

심박수 측정은 운동이 끝난 다음 맥박을 측정하여 알 수 있는데, 손목동맥이나 목 부위의 경동맥에 손을 대 측정하며, 대개 10초 동안 측정한 맥박수에 6을 곱하여 계산한다. 최근에는 스마트 기기의 발전으로 스마트폰이나 운동 보조 기구를 이용하여 측정하기도 한다.

운동자각지수는 운동할 때 자신이 느끼는 운동 강도를 표시하는 기준으로, 6부터 20까지 점수를 매기며, 심박수, 환기량, 산소 소비

표1 운동 강도 측정지수의 활용

운동자각지수

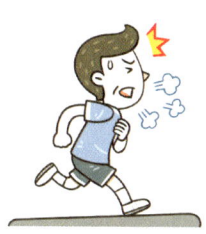

7-8	전혀 힘들지 않다.
9-10	힘들지 않다.
11-12	보통이다.
13-14	조금 힘들다.
15-16	힘들다.
17-18	매우 힘들다.
19-20	매우 극심하게 힘들다.

가슴통증지수

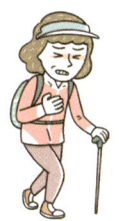

1+	가볍고 거의 느낄 수 없다.
2+	보통이고, 조금 괴롭다.
3+	심하고, 매우 불편하다.
4+	이전에 경험했던 것보다 심하다.

량, 유산소 농도와 직접적으로 관련이 있다. 심장에 적절한 운동 강도는 운동자각지수 13~14에 해당되는 훈련 강도로, 조금 힘든 정도의 운동 강도가 적절하다.

 호흡자각지수의 방법은 운동하는 동안 대화가 가능한 정도의 호흡곤란을 느끼는 것이 적절하며 너무 숨이 차서 대화하기 어려울 정도로 운동해서는 안 된다.

 협심증 등의 허혈성 심장 질환이 있는 환자는 가슴통증지수를 이용해 운동 강도를 측정할 수 있다. 가슴통증지수는 운동을 지속하는 것보다는 운동을 중단할 때의 기준으로 삼는 것이 바람직하며 3+ 이상의 가슴 통증이 발생할 때에는 운동을 중단하도록 한다.

♡ 운동 구성 방법

심혈관 질환 환자를 위한 운동은 준비운동, 본 운동 혹은 자극 단계, 정리운동으로 나누어서 해야 한다.

준비운동 단계는 낮은 강도의 운동을 10분 정도 한 후에 처방 강도를 점차 높이거나 유연성을 기르는 운동으로 구성한다. 관절에 무리가 가지 않게 준비운동을 하고 관절 준비를 증가시키는 이유는 곁순환과, 혈관이 막히거나 좁아진 경우 주변에 연결되는 작은 혈관을 지나 이루어지는 비정상적인 혈액순환을 뜻하는 측부순환 향상, 운동에서 요구되는 골격근의 최대 수축 이전 말초저항의 급격한 변화를 막기 위함이다. 이는 관절과 근육이 뻣뻣해지는 것을 막고, 통증이 생기는 것을 감소시킨다.

본 운동 단계, 즉 자극 단계는 처방된 강도와 훈련 효과를 유도할 수 있는 운동 단계로 20~30분 정도 시행한다. 정리운동 단계는 10분 정도이며, 팔다리에서부터 다른 조직으로 혈액의 점진적인 재분배가 일어나고, 정맥으로 유입되는 혈액량의 급격한 감소를 막기 위해 운동 강도를 점진적으로 낮춘다. 이로써 운동 후 저혈압 또는 실신의 가능성을 줄여 준다.

총 운동 시간은 50분 정도다. 본 운동은 최대 심박수의 70퍼센트에 이르는 적응 단계로 20~30분을 기준으로 지속하고, 운동 강도가 낮을 때는 지속 시간을 늘려야 한다.

운동 전후로 준비운동과 정리운동을 시행하는 것도 중요하다. 운동의 빈도는 일주일에 적어도 3회 이상, 12주 이상 꾸준히 시행해야 한다. 반드시 의사와 상의하여 운동 처방을 받아야 하는 경우는 다음과 같다.

- 심근경색 이후 매우 심각한 합병증이 동반되었고 좌심실 기능이 심각하게 저하된 환자(좌심실 박출률 20퍼센트 이하)
- 운동 프로그램 시행 중 심전도에서 허혈 현상이 보이는 환자
- 협심증 환자
- 운동 도중 또는 회복 중에 부정맥이 있는 환자
- 심장발작, 혈관성형술 또는 심장 수술 후 6개월이 지나지 않은 환자(특히, 합병증이 있는 경우)
- 높은 강도의 운동이 예정된 건강 상태가 나쁜 환자
- 심박수 외의 다른 모니터링이 필요한 환자 또는 자신의 심박수를 측정할 수 없는 환자
- 심장 외에 다른 심각한 질환이 있는 환자(당뇨, 뇌졸중, 절단 등)

💚 심장혈관 조건화의 기본 원칙

심장혈관 조건화를 영어로 옮기면 'individual conditioning'인데 심장혈관을 회복시키기 위한 개인을 위한 원칙이라고 이해하면 좋을 듯하다.

심장혈관을 회복하려면 심장혈관의 기능적 능력 및 지구력을 개선하는 신체적 훈련이 필요하고, 신체적 훈련을 통해 유용한 효과를 얻으려면 생리적 조건화의 네 가지 원칙, 즉 과부하의 원칙, 특이성의 원칙, 개별성의 원칙, 가역성의 원칙을 따라야 한다.

과부하의 원칙

좀 더 효과적으로 회복하려면 개개인이 일반적으로 수행하는 운동보다는 높은 수준의 운동을 해야 하는데, 운동의 강도, 지속 시간, 빈도를 조절하면 가능하다. 그중에서도 강도가 가장 중요한 요소다.

특이성의 원칙

운동은 종류마다 특정한 훈련 효과를 나타내는 특정한 대사와 생리적 적응이 다르다고 할 수 있다. 등척성 운동을 사용하는 근력 훈련은 근력은 증강시키지만 지구력을 향상시키지는 않는다. 호기성 훈련은 지구력을 향상시키는 운동이며, 심장혈관의 기능적 능력을 호전시킬 수 있다. 이러한 종류의 훈련은 모두 일상생활동작과 직업 관련 수행을 개선하는 재활에 중요하다.

개별성의 원칙

훈련은 환자의 능력과 필요에 따라 달라져야 한다. 예를 들어, 어떤 심장 질환자는 마라톤을 뛸 수 있지만, 대부분의 심장 질환자는 수행하는 훈련의 양과 상관없이 기능적 능력이 떨어져 훈련을 수행하지 못한다.

가역성의 원칙

훈련 효과는 영구히 지속되는 것이 아니다. 운동을 중단하고 2주 후부터는 효과가 사라지기 시작하고, 5주 이내에 효과의 절반 정도가 사라진다. 만약 운동 프로그램을 수행하는 도중에 환자가 휴가 등을 떠나게 된다면 환자는 지금껏 해오던 운동 프로그램과 유사한 형태의 운동이나 활동을 휴가지에서도 계속해야 하므로, 미리 상담하고 계획을 세워야 한다.

💚 심장 재활 프로그램의 효과

심장 재활 프로그램은 심혈관계의 기능 회복을 유도하여 삶의 질을 향상시킬 뿐 아니라 관상동맥 질환의 위험 인자를 관리하여 재발 가능성을 최대한 줄여 궁극적으로는 병에 걸리는 비율인 이환율 및 사망률을 줄인다.

　우선 운동 능력이 눈에 띄게 향상되며, 환자들은 대부분 자신의 몸 상태가 호전되었음을 느끼고, 자신감 회복, 피로 및 우울감 등을 훨씬 덜 느끼며, 양질의 수면을 회복한다. 하지만 이와 같은 재활 프로그램은 시간과 노력을 투자해야 하며, 프로그램 수행에 따른 위험 부담도 극복해야 한다.

　심장 재활, 즉 6주 정도 유산소 운동을 꾸준히 시행하면 이전에 비해 최대 산소 소모량과 최대 심박출량, 1회 심박출량이 증가한다.

　유산소 훈련으로 허혈성 역치를 변화시킬 수는 없지만, 꾸준한 운동을 함으로써 이전에 비해 훨씬 피로하지 않고 평소보다 힘든 일을 더 편하게 할 수 있어 궁극적으로 삶의 질이 향상될 수 있다.

건강한 심장을 만드는
식습관

경상대학교병원 내과순환기 전문의 **박용휘**

건강한 생활습관은 심장 질환의 발생을 예방하고, 심장 질환 환자들의 병의 재발을 방지하는 첫걸음이다. "약과 음식은 그 근원이 같다"라는 말에서도 알 수 있듯이 건강한 식습관은 심장 질환의 발생과 예방에 필수다. 건강한 식사란 특정 음식을 선택적으로 섭취하거나 금하는 것이 아닌, 개인의 요구량에 맞추어 음식의 양, 종류, 섭취 시간을 적절히 조절하여 건강을 유지하는 것이다.

건강한 식사는 크게 저염식이, 저지방식이, 저열량식이로 구분한다. 여기에서는 세 가지 식이를 중심으로 건강한 식습관이란 무엇인지, 그리고 일상생활에서는 어떤 식단을 유지해야 하는지에 대해 알아보겠다.

💙 저염식이란 무엇인가?

저염식이는 소금의 양을 제한한 음식을 섭취하는 것을 뜻한다. 소금은 생존에 꼭 필요한 미네랄이지만 과할 경우 고혈압을 유발하고, 심장 질환 발생을 높일 뿐 아니라 심근경색 및 심장기능상실 환자의 사망률도 높인다. 소금은 염소(60퍼센트)와 나트륨(40퍼센트)으로 구성되어 있으므로 나트륨 함유량이 2그램이라면 소금 함량은 5그램인 셈이다.

현재 일일 나트륨 권장량은 하루 2.4그램이지만 고혈압이나 심장 질환자인 경우에는 일일 나트륨 섭취량을 1~1.5그램 이하로 낮추면 효과가 더 큰 것으로 알려져 있다.

반대로 하루 소금 섭취를 1그램 늘리면 수축기 혈압이 $3.1mmHg$ 올라간다. 하지만 한국인은 장류 문화와 염장식이의 영향으로 일일 소금 섭취가 많을 수밖에 없다.

한국인이 하루에 섭취하는 나트륨양은 4.831그램(2001년 기준)으로 세계보건기구 권장량에 비해 2.4배 정도 높다. 따라서 고혈압과 심장 질환의 예방을 위하여 소금의 양을 제한하는 저염식이를 적극적으로 시행해야 할 것이다.

미국 심장학회에서는 하루 2.4그램 이하의 나트륨 섭취를 저염식이로 정의하고 있지만 고혈압 환자들의 혈압 강하를 위해서는 하루 1.5그램 이하로 나트륨 섭취를 줄일 것을 권유하고 있다.

올바른 식습관

- 국이나 찌개는 건더기 위주로 먹는다. 국이나 찌개 국물에는 간장, 된장, 고추장 등 나트륨이 많이 녹아 있어서 건더기 위주로 먹는 것이 좋다.
- 뜨거울 때 간을 맞추지 않는다. 짠맛을 느끼는 온도는 17~42도로, 끓고 있을 때는 짠맛을 잘 느끼지 못한다.
- 싱겁다고 소금을 더 넣지 않는다.
- 인스턴트식품, 패스트푸드 등은 피한다. 인스턴트식품이나 패스트푸드에 사용하는 베이킹파우더, 안정제, 방부제, 팽창제, 탄산수소나트륨(중조)과 같은 식품 첨가제에는 나트륨이 많이 들어 있고, 면류, 빵, 스낵, 통조림 등은 짠맛이 느껴지지 않아도 나트륨이 많이 들어 있다.
- 젓갈, 장아찌 등 절인 식품의 섭취 횟수와 양을 줄인다.
- 조림보다는 구이를 한다.
- 신선한 채소와 과일을 충분히 먹는다. 신선한 야채와 과일을 많이 먹으면 야채와 과일에 들어 있는 다량의 칼륨이 나트륨을 몸 밖으로 배출시켜 나트륨 과잉 섭취로 인한 건강 문제를 다소 줄일 수 있을 뿐 아니라 체중 조절을 위한 식사량 조절에도 도움이 된다.
- 식품을 구매할 때에는 영양 표시를 살펴보고 나트륨 함량이 적은 것으로 선택한다.

- 외식할 때에는 간을 싱겁게 해달라고 부탁한다.

우리가 자주 먹는 음식에 들어 있는 소금 함량

- 면류 : 칼국수(7.3g), 국수장국(5.8g), 라면(5.3g), 짬뽕(5.3g), 물냉면(4.5g), 콩국(2.6g)

- 국/찌개류 : 김치찌개(5.9g), 알탕(5.3g), 미역국(4.2g), 곰탕(3.3g), 된장찌개(2.4g), 배추된장국(1.9g)

- 반찬류 : 배추김치 10조각(4.9g), 시금치나물(2.0g), 동치미(2.6g), 자반고등어구이 1토막(3.6g), 갈치구이 1토막(2.2g), 오징어젓갈(1.5g)

- 단품 요리 : 생선초밥(3.6g), 비빔밥(2.3g), 돈가스정식(2.1g), 갈비구이 1인분(1.2g), 김밥 1줄(1.6g)

- 어육가공품/냉동식품 : 낙지볶음밥(4.2g), 햄 1조각(1g), 냉동만두 100그램(0.8g), 치즈 1장(0.5g)

- 스낵/패스트푸드 : 피자 1조각(3.3g), 햄버거(2.7g), 새우깡 1봉지(1.6g), 양파링 1봉지(1.4g)

♥ 저지방식이란 무엇인가?

저지방식이는 하루 동안 섭취하는 열량 중 지방으로부터 섭취하는 비율을 30퍼센트 미만, 포화지방산으로 섭취하는 열량을 7퍼센트

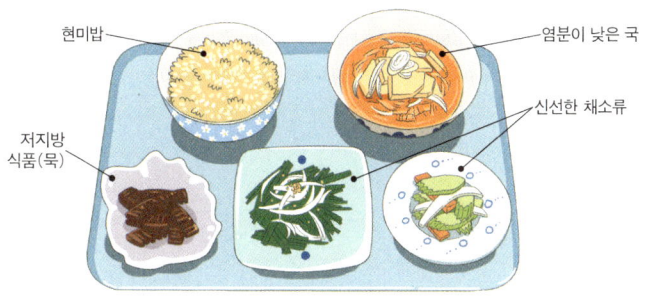

그림 1 심혈관 질환에 좋은 건강 밥상

미만으로 줄이는 식생활을 의미한다.

  지방은 세포를 구성하는 필수 성분이며 뇌 발육에 없어서는 안 되는 영양분이지만 과도한 체내 지방은 고지혈증을 유발하고 이는 결국 혈관에 침착되어 동맥경화증과 심장 질환을 유발한다.

  지방은 일명 좋은 콜레스테롤인 고밀도 지방단백질과 나쁜 콜레스테롤인 저밀도 지방단백질 및 중성지방 등으로 나누어지며, 고밀도 지방단백질은 높이고 나쁜 콜레스테롤은 낮추는 것이 건강한 심장을 만드는 식습관의 요체다.

  지방은 일반적으로 음식을 조리할 때 쓰는 기름을 말하며, 고체나 액체의 동물성 및 식물성 지방산을 말한다. 지방산은 종류가 다양하며 포화지방산, 불포화지방산, 트랜스지방산 등이 있다. 포화지방산은 동물성 기름에 많고 혈중 콜레스테롤을 높이므로 가급적 섭취를 줄여야 하는 반면 불포화지방산은 식물성 기름에 많고 혈중 콜레스테롤을 낮추는 효과가 있다. 따라서 포화지방산보다는 불포화지방산을 이용하는 것이 좋다.

포화지방산은 상온에서는 고체 또는 반고체 상태이고, 다량 섭취하면 혈액 내의 콜레스테롤을 높여 심장 질환의 발병률을 높인다. 불포화지방산은 상온에서는 액체 상태이며, 식물성 식품 및 생선에 많고, 콜레스테롤 수치를 낮추어 심장 질환 예방에 도움이 된다.

포화지방산은 버터, 쇠기름, 돼지기름, 팜유, 야자유 등에 많이 들어 있고, 불포화지방산은 생선(고등어, 청어, 삼치, 꽁치 등), 식물성 기름(옥수수기름, 콩기름, 참기름, 들기름, 올리브기름 등), 견과류(호두, 잣, 땅콩, 아몬드 등)에 많이 함유되어 있다.

트랜스지방산은 액체 상태인 식물성 기름이나 생선 기름에 수소를 첨가하여 쇼트닝, 마가린과 같은 고체 상태의 기름(경화유)을 만드는 과정에서 생기는 지방산의 한 종류로, 혈액 내 나쁜 콜레스테롤 수치를 높이고, 좋은 콜레스테롤 수치는 오히려 떨어뜨린다. 비스킷, 도넛, 케이크, 스낵, 팝콘, 감자튀김 등에 많이 들어 있다.

올바른 식습관

- 정상체중을 유지한다.
- 포화지방산은 혈중 콜레스테롤을 높이므로 섭취를 줄여야 한다. 포화지방산이 많은 쇠기름, 돼지기름, 갈비, 육류의 내장, 햄, 베이컨의 섭취를 줄이고 불포화지방산이 많은 생선이나 두부

등을 많이 섭취하는 것이 좋다.

- 콜레스테롤 섭취량은 하루에 200밀리그램 이하로 제한하며, 콜레스테롤이 많이 함유된 식품은 일주일에 2~3회 이하로 먹는다. 다음은 콜레스테롤이 많이 함유되어 있는 대표 식품이다.

  • 난류: 달걀노른자, 메추리알 노른자, 오리알 노른자, 생선 알 (알탕, 명란젓, 알밥 등)

  • 어패류 : 오징어, 뱀장어, 미꾸라지, 새우, 문어, 낙지 등

  • 내장류 : 육류 내장(간, 곱창, 양 등), 생선 내장(창난젓, 아가미젓 등)

  • 지방군 : 버터, 마요네즈 등

- 오메가-3 지방산이 많이 함유된 등푸른 생선을 많이 먹는다. 등푸른 생선에 들어 있는 오메가-3 지방산은 혈액 내 중성지방을 낮추고 혈전 형성을 예방하는 등 심장 질환의 위험을 줄이는 데 기여한다. 일주일에 2회 이상 섭취한다. 다음은 오메가 지방산이 많이 함유된 대표 식품이다.

  • 리놀레산(오메가-6 지방산) : 식물성 기름, 대두유, 참기름, 홍화유, 옥수수기름, 참깨, 해바라기씨

  • 리놀렌산(오메가-3 지방산) : 견과류(호두, 대두, 들깨 등), 유지류(들기름, 카놀라유, 대두유 등)

  • EPA, DHA(오메가-3 지방산) : 고등어, 참치, 멸치류, 정어, 송어, 정어리

- 탄수화물이 많이 들어 있는 식품을 과도하게 섭취하지 말고, 단

맛이 강한 음식에 주의한다. 탄수화물 식품을 많이 섭취하면 혈액 내 중성지방 수치가 쉽게 올라간다. 따라서 빵, 국수, 떡 등을 과도하게 섭취하지 말고 단맛이 강한 설탕, 꿀, 사탕, 탄산음료 등도 피하는 것이 좋다.

- 술은 가급적 피한다. 알코올은 열량이 1그램당 7킬로칼로리로 높을 뿐 아니라 같이 먹는 안주 때문에 칼로리 섭취가 늘어나 비만해질 우려가 있다. 또한 혈액 내 중성지방을 높이는 요인이 되므로 알코올 섭취를 삼가야 한다. 남자는 소주 기준으로 하루 두 잔, 여자는 하루 한 잔 이하로 마시는 것이 좋다.

- 섬유소를 충분히 섭취한다. 식이섬유 섭취를 늘리면 혈중 콜레스테롤을 낮출 수 있다. 채소에는 비타민, 무기질, 섬유소, 각종 항산화 물질이 들어 있어 심장 질환을 예방할 수 있다. 혈중 콜레스테롤을 적정 수준으로 유지하려면 기름진 음식을 피하고 채소류 및 해조류 등 섬유소가 많은 식품을 식사할 때마다 두 가지 이상 섭취하는 것이 좋다. 또한 백미나 도정된 밀가루보다는 현미, 잡곡 등을 섭취하는 것이 좋다. 잡곡밥에는 섬유질과 비타민이 풍부하고, 혈관 내의 과다한 콜레스테롤이나 중성지방을 감소시켜 준다.

- 과일을 너무 많이 먹으면 혈당이 올라가고 중성지방 수치가 높아지므로 하루에 1~2회 정도 적당량 섭취하는 것이 좋다. 대표 식품으로는 잡곡, 채소, 해조류, 과일류 등이 있다.

- 동물성 단백질보다는 식물성 단백질(예를 들어 콩단백)을 많이 섭취한다.
- 유지방 함량이 적은 저지방우유나 탈지우유, 두유를 마시는 것이 좋다.
- 적당한 운동을 한다.

피해야 할 식품

- 단순 당이 함유된 음식은 한꺼번에 많이 섭취하거나 자주 섭취하면 중성지방이 되어 고지혈증의 원인이 된다.
- 콜레스테롤이 많은 식품을 자주 섭취하면 고지혈증이 발생하여 심혈관계 질환의 위험이 높아진다.
- 나쁜 기름(포화지방, 트랜스지방)은 피한다.

조리법

- 쇠고기, 돼지고기 등은 살코기만 사용하고 눈에 보이는 비계 부분은 모두 잘라낸다. 닭, 칠면조 등은 껍질과 지방층을 제거한 다음 사용한다.
- 가공된 고기(베이컨, 소시지, 햄, 핫도그 등)는 포화지방산이 많으므로 되도록 먹지 않는다.
- 포화지방산이 많은 버터나 라드(돼지기름)는 피하고 불포화지방산이 많은 식물성 기름을 사용한다.

- 과일과 채소에는 비타민, 섬유소, 무기질 등이 풍부하므로 식사할 때마다 충분히 먹는다. 다만, 혈액 내 중성지방 수치가 높은 사람은 과일을 지나치게 많이 먹지 않도록 주의해야 한다.
- 견과류(땅콩, 호두, 잣 등)에는 불포화지방산이 많이 들어 있으나 지방이 많고 열량이 높으므로 섭취할 때 주의한다.
- 간식 중에서 사탕과 초콜릿은 단순 당과 지방이 많으므로 제한해야 한다.
- 조리할 때는 찜, 구이, 조림처럼 기름을 적게 사용하는 방법을 선택하고 염분을 지나치게 많이 사용하지 않는다.
- 식품 100그램당 콜레스테롤 함유량
    - 유제품 : 우유 1팩(11mg), 버터(200mg), 마요네즈(212mg)
    - 육류 : 삼겹살(64mg), 돼지 목살(66mg), 소 안심(70mg), 소 등심(60mg), 오리고기(80mg), 닭가슴살 1쪽(75mg), 소내장 작은 1접시(190mg), 소 간 성인 손바닥 1/2크기(246mg), 닭 날개 2개(116mg)
    - 어패류 : 오징어 1작은 접시(190mg), 뱀장어 1/6마리(196mg), 명란 2쪽(340mg)
    - 난류 : 달걀 2알(470mg), 흰자 100그램(1mg), 노른자 100그램(1,300mg)

💗 저열량식이란 무엇인가?

저열량식이는 하루에 필요한 열량보다 500킬로칼로리 이상 적게 섭취하거나 30퍼센트 이상 열량을 줄여서 섭취하는 식이요법으로, 통상적으로 여성은 하루 1,200~1,500킬로칼로리, 남성은 1,500~1,800킬로칼로리 정도 섭취하는 것을 의미한다.

비만은 고혈압, 당뇨, 고지혈증, 관상동맥 질환, 뇌졸중, 담낭 질환, 골관절염, 수면무호흡증, 호흡기계 질환 및 일부 암을 유발하고 심혈관계 질환에 의한 사망률을 높인다. 비만은 체질량지수가 $25kg/m^2$를 초과하는 경우를 말하며 비만과 연관된 질환을 가지고 있을 경우 적절한 약물 치료와 함께 체중 조절을 반드시 병행해야 한다.

올바른 식습관

- 하루 세 끼 규칙적으로 식사를 한다. 식사를 거르는 것은 과식을 유발하므로 식사를 거르거나 식사 패턴을 자주 바꾸지 않는 것이 좋다.
- 식사는 가급적 천천히 한다. 적어도 한 끼 식사 시간을 20분 이상 잡는다. 빨리 먹을 때보다 적은 양의 음식으로도 포만감을 느낄 수 있다.
- 가급적 기름이 적은 음식을 짜지 않게 섭취한다. 반찬이 짜면 입맛을 자극하여 밥을 많이 먹게 된다.

- 조미료에는 염분, 당분, 칼로리가 들어 있으므로 많이 사용하는 것은 좋지 않다.
- 인스턴트식품, 패스트푸드보다는 자연 식품을 조리해서 먹는다. 인공 감미료가 들어 있는 인스턴트식품은 칼로리가 높다.
- 음식은 골고루 섭취하되, 후식이나 탄산음료 등과 같은 단 음식에 주의한다.
- 간식은 가능한 한 먹지 않고 야식은 금한다.
- 섬유소를 충분히 섭취한다. 식이섬유는 종류가 다양할 뿐 아니라 작용도 각각 다르므로 단일 식품으로 섭취하는 것보다는 여러 종류의 식품에서 섭취하는 것이 효과가 더 크다.
- 식사 조절을 장기간 하려면 음식의 양이나 종류를 지나치게 제한하지 않는 것이 좋다.

조리법

- 육류는 가급적이면 기름기가 적은 부위를 선택한 후 지방은 제거하여 조리한다.
- 기름이 많이 들어가는 조리 방법은 피하고 굽거나 찐다.
- 튀김 대신 프라이팬에 적당량의 기름을 두르고 굽는다는 느낌으로 조리한다.
- 볶음 요리를 할 때에는 팬을 뜨겁게 달군 후 물을 조금 넣고 볶으면 기름 사용량을 줄일 수 있다.

- 코팅팬, 그릴, 오븐 등을 사용하면 기름 사용량을 줄일 수 있다.
- 튀김옷은 최대한 얇게 하고, 재료의 물기를 제거한 다음 밀가루를 입힌다.
- 인스턴트식품은 가급적 사용하지 않는다.
- 칼로리가 낮은 양념과 향신료(기름이나 설탕 대신에 고춧가루, 식초, 카레, 후추, 겨자 등을 사용)를 사용하고 드레싱은 직접 만들어 기름의 양을 조절한다. 마요네즈는 지방으로 만들어지므로 드레싱으로 사용하지 않는 것이 좋다.
- 유지 통조림을 이용할 경우에는 기름을 완전히 제거한 다음 사용한다.

식품별 열량

- 고열량 음식

라면 1개(120g) 500kcal, 케이크 1조각(150g) 437kcal, 피자 1조각(150g) 404kcal, 돈가스 1인분(125g) 333kcal, 햄버거 1개(150g) 343kcal, 탕수육 1인분(155g) 310kcal, 양념통닭 1인분(125g) 268kcal, 아이스크림 1개(100g) 215kcal, 감자튀김 1봉지(30g) 160kcal, 초콜릿 1개(30g) 15kcal, 콜라 1잔(200ml) 80kcal, 코코아 1잔(100ml) 50kcal

- 저열량 음식
  - 곡류 : 물냉면 400kcal, 메밀국수 400kcal, 콩나물밥 400kcal,

도토리묵무침 85kcal
- 생선류와 육류 : 쇠고기나 돼지고기보다는 생선류를 같은 중량으로 섭취했을 때 열량이 훨씬 낮다. 조기 100g(93kcal), 소고기 안심 100g(200kcal), 삼겹살 100g(330kcal)
- 채소류와 과일류 : 각종 녹황색 채소와 과일류에는 비타민과 무기질이 풍부하여 피부와 우리 몸의 대사 과정을 원활하게 해 주며, 섬유소가 많이 들어 있어 배변에 도움이 된다.

　건강한 식단 혹은 식습관은 전체 영양분을 골고루, 규칙적으로 섭취하는 것이라 할 수 있다. 어느 정도의 영양분 섭취가 적절한지는 개인의 활동량에 따라 차이가 날 수 있지만 60세, 평균 체형을 기준으로 살펴보면 하루 2,200킬로칼로리 정도를 섭취하는 것이 적당하다.
　전체 식이 중 지방 비율은 26~27퍼센트(포화지방산은 전체 식이의 5~6퍼센트), 단백질 비율은 15~18퍼센트, 탄수화물 비율은 55~59퍼센트 정도를 유지하는 것이 적절하다.
　항상 저염식이를 유지하도록 노력하고 금연과 절주를 생활화하는 것이 무엇보다 중요하다. 그리고 유산소 운동을 매일 30분 이상 하는 것도 잊어서는 안 된다.

💚 음식은 무엇을 먹어야 할까?

건강의 기본은 음식이라고 해도 과언이 아니다. 그만큼 심혈관 질환을 예방하는 데 음식이 중요하다. 심혈관 질환의 위험 요인인 비만, 고혈압, 당뇨병, 동맥경화증 등이 음식과 매우 밀접하게 관련되어 있는 점만 봐도 알 수 있다.

심장 질환을 예방하고 치료하려면 균형 잡힌 식사를 매일 정한 시간에 규칙적으로 해야 하지만 식생활을 이와는 반대로 하는 심장 질환자가 많다. 어떤 식품은 심장에 좋다고 하니까 많이 먹고, 어떤 음식은 심장에 좋지 않다고 하니까 전혀 먹지 않는 등 균형 잡힌 식생활과는 거리가 먼 생활을 하고 있는 것이다. 특정 질환으로 꼭 피해야 하는 음식이 없는 한 모든 영양소를 골고루, 적당량 섭취해야 한다.

💚 심혈관에 좋지 않은 식품

가공육

가공육은 저장성을 높이거나 영양을 강화할 목적으로, 또는 소화, 흡수를 용이하게 할 목적으로 특수 가공한 고기다. 햄, 베이컨, 소시지 따위가 있다. 가공육에는 나트륨뿐만 아니라 가공육에 색을 내는 발색제인 질산염, 부패를 방지할 목적으로 사용하는 식품 첨가물인 보존료 등이 다량 들어 있다. 이런 성분들은 심장 질환 유발률을 높인다. 2010년 하버드보건대학에서 발표한 자료에 따르면 하루에 평균 50그램의 가공육을 섭취했을 때 심장 질환에 걸릴 확률이 42퍼센트 증가했다고 한다.

쇼트닝, 마가린

쇼트닝은 지방질이 100퍼센트로, 과자를 만들 때 쓰이는 반고체 상태의 기름이다. 식품 가공용 원료로 많이 쓰이고, 식물성 기름뿐 아니라 간유 등의 동물성 기름을 섞어서 굳힌 것이다. 마가린은 탈지 우유에 동식물성 기름을 여러 가지 넣은 다음 식염, 색소 등을 넣고 반죽하여 굳힌 것이다. 쇼트닝과 마가린에는 트랜스지방이 들어 있는데, 트랜스지방산은 좋은 콜레스테롤은 감소시키고 나쁜 콜레스테롤은 높인다. 따라서 쇼트닝과 마가린을 많이 먹을 경우 혈중 콜레스테롤 수치를 높여 심장에 나쁜 영향을 미친다.

탄산음료

탄산음료는 이산화탄소를 물에 녹여서 만들며 맛이 산뜻하고 달고 시원한 음료다. 하지만 탄산음료에는 당분이 많이 들어있고 이는 심장 건강의 위험 인자인 비만의 원인이 되므로 피하는 것이 좋다.

미국 심장학회 저널에 실렸던 한 연구에 따르면 약 4만 3,000명의 남성을 22년 동안 추적 조사한 결과 탄산음료를 습관적으로 하루에 한 캔씩 마신 사람은 그렇지 않은 사람에 비해 심장마비에 걸릴 확률이 20퍼센트 높다고 한다. 성인의 일일 설탕 권장량은 50그램 정도인데, 탄산음료 1.5리터에는 100그램 이상의 설탕이 들어 있다.

프렌치프라이

감자를 가늘게 썰어 튀긴 음식으로 싸고 간편하게 먹을 수 있는 식품이다. 그러다 보니 저렴하게 만들기 위해 쇼트닝 등을 튀김 기름으로 사용하는 경우가 있다. 트랜스지방은 혈중에 나쁜 콜레스테롤을 증가시키므로 심장병과 뇌졸중 등의 위험을 높여 심장에 나쁜 영향을 미친다.

소금

소금은 고혈압을 유발하는 위험 인자다. 하지만 생존에 꼭 필요한 미네랄이기도 하다. 성인 일일 나트륨 권장량은 2그램이지만 대부분 더 많은 나트륨을 섭취하고 있다. 나트륨이 다량 들어간 짠 음식은 혈압을 높여 고혈압을 유발하므로 되도록 나트륨 섭취를 줄이는 것이 좋다.

💗 심혈관에 좋은 식품

고혈압, 당뇨병, 동맥경화증 등은 심혈관 질환을 일으키는 위험 요인이다. 따라서 동맥경화증을 일으키는 혈액 속의 지방, 특히 콜레스테롤 수치를 낮추기 위해서는 동물성 지방이 많은 식품의 섭취를 절제해야 하며, 혈압을 높이는 짠 음식은 피해야 한다.

견과류

호두, 잣, 땅콩, 아몬드 등의 견과류에는 단백질과 오메가-3 지방산 등의 불포화지방산이 많이 들어 있어서 나쁜 콜레스테롤은 낮추고 좋은 콜레스테롤은 높여 주는 역할을 한다. 항혈전 효과도 있으며 심혈관 질환 예방에도 효과가 있다. 또한 고혈압이나 고지혈증 또는 심장병이나 당뇨병 등을 초래할 수 있는 인슐린 민감성을 조절하는 데에도 도움이 된다.

등푸른 생선

고등어, 정어리, 꽁치, 청어 등이 등푸른 생선이다. 등푸른 생선에는 오메가-3 지방산인 EPA, DHA 등의 불포화지방산과 항산화물질이 다량 들어 있어 혈압을 안정적으로 유지시켜 심장마비의 위험을 줄여 주고 부정맥 위험도 줄여 준다. 특히, DHA는 혈관 벽에 쌓이는 나쁜 콜레스테롤을 낮춘다.

콩류, 두부

동물성 단백질 대신에 콩류나 두부 등에 들어 있는 식물성 단백질을 섭취하면 혈압을 낮추는 데 도움이 되고, 콜레스테롤과 포화지방 섭취가 줄며, 혈액 내 지방을 낮춘다. 또한 수용성 섬유질이 많아 나쁜 콜레스테롤을 감소시키는 효과가 있으며 심장에 좋은 엽산도 많이 함유되어 있다. 콩류를 일주일에 최소 4회 이상 먹는 사람은 1회 미만인 사람에 비해 심장 질환 발생 위험이 22퍼센트 낮은 것으로 나타났다.

식물성 스테롤

식물성 스테롤은 식물성 기름, 견과류, 과일 등에 많이 들어 있다. 식물성 스테롤은 콜레스테롤과 구조가 매우 유사하고 소장에서 콜레스테롤의 흡수를 방해한다. 따라서 혈중 콜레스테롤을 줄이는 효과가 있다.

파이토케미컬

식물 속에 들어 있는 생리 활성 물질로, 세포의 산화적 손상을 막는 항산화 작용을 하고, 경쟁 식물의 생장을 방해하거나 각종 미생물이나 해충으로부터 자신의 몸을 보호하는 역할을 한다. 화려하고 색소가 짙은 채소나 과일에 많이 들어 있는데, 색깔별로는 붉은색, 주황색, 노란색, 보라색, 녹색, 흰색 등에 많이 들어 있다. 사과, 포도, 감귤, 딸기, 양파, 마늘, 녹색 채소 등에는 심장에 좋은 영양소인 퀘세틴, 알리신, 셀레늄 등도 많이 포함되어 있다.

해조류

해조류는 크게 갈조류(다시마, 미역, 톳 등), 홍조류(김, 우뭇가사리 등), 녹조류(파래, 청각 등)로 구분된다. 해조류 섭취량은 1인당 연간 5킬로그램 정도다. 알칼리 식품인 해조류는 혈액을 맑게 해 주고 활성산소 생성을 억제하며, 불포화지방산과 식이섬유가 풍부하여 변비를 예방하고 콜레스테롤을 배출하는 데 도움이 된다. 미역, 다시마 등의 끈적끈적한 성분인 알긴산은 콜레스테롤 수치를 낮추고 심장 질환을 예방하는 효과가 있다. 그리고 요오드 성분은 콜레스테롤을 낮추어 동맥경화증을 예방하고 심장과 혈관 건강에 좋다.

♡ 주의해야 하는 식품

병에 따라 주의해야 하는 식품이 있다. 우리 몸에 필요한 영양소이고, 균형 잡힌 식단에 포함되어 있지만 많이 섭취해서는 안 되는 식품이 있다는 말이다. 예를 들어 통풍 환자나 당뇨 환자가 음식에 주의해야 하는 것과 같은 경우다.

칼륨

근육의 수축과 이완을 조절하고 혈압을 낮추는 효과가 있는 칼륨은 심장을 건강하게 하고 유지하는 데 꼭 필요한 영양소다. 야채, 과일, 생선, 육류 등 대부분의 식품에 들어 있으며, 특히 곡류, 과일, 야채에 많이 들어 있다. 그런데 혈액 중에 칼륨 농도가 높아지는 고칼륨혈증이 있다면 칼륨 섭취에 주의해야 한다. 고칼륨혈증은 매우 치명적인 부정맥을 유발하여 심장마비의 위험을 높이기 때문이다. 그리고 근육이 마비되어 손발이 저리고 다리가 무거우며 혈압이 떨어지고, 부정맥 등의 심장장애 증세를 유발하기도 한다.

푸린

요산은 푸린이라는 아미노산의 찌꺼기로 소변을 통해 밖으로 배출된다. 그런데 배출되지 않는 경우에는 몸속(주로 관절·신장·혈관)에 쌓이는데, 백혈구가 요산을 세균이나 바이러스로 착각해 공격을 한다. 그러면 염증 반응이 나타나고 통풍 증상이 나타난다. 통풍은 방치하거나 심해지면 뇌졸중이나 심장 질환을 일으킬 수 있는데, 요산이 혈관 내에 동맥경화증을 초래할 수 있기 때문이다. 따라서 맥주, 새우, 다시마, 육류의 간이나 심장, 등푸른 생선 등 푸린이 많이 함유된 식품의 섭취에 주의해야 한다.

발기부전과 심혈관 질환의
상관관계

부산대학교병원 순환기내과 전문의 이한철

발기가 잘 되지 않거나 지속되지 않는 상태의 장애를 발기부전이라고 한다. 발기 현상은 음경해면체동맥이 확장되어 다량의 혈액이 음경 내로 유입되며, 확장된 망상 구조의 음경해면체와 요도해면체의 무수한 공간으로 혈액이 다량으로 유입되어 망상 구조를 채우면서 일어난다.

최근 여러 연구에 따르면 발기부전과 심혈관계 질환의 위험 인자가 동일하고, 혈관내피세포부전이라는 공통된 병인을 가지고 있으며, 이 질환들이 역학적·병태생리적으로 밀접하게 관련되어 있다고 한다. 또한 발기부전이 심혈관계 질환을 예측할 수 있는 선행 질환이라는 근거도 제시되고 있다.

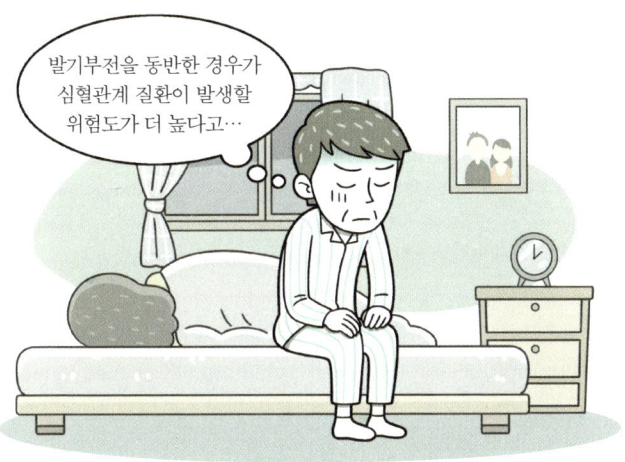

그림 1 심혈관계 질환의 선행 질환이되는 발기부전

💚 발기부전과 심혈관계 질환의 위험 인자

발기부전이 일종의 혈관 질환이라는 증거는 꽤 있다. 발기부전 환자에게서도 동맥경화증의 흔한 위험 인자들이 자주 동반되어 나타나고, 위험 인자의 수나 중증도가 증가할수록 발기부전의 위험성도 높아진다. 또한 발기부전이 생기는 빈도는 관상동맥 질환, 뇌혈관 질환, 말초혈관 질환 등과 같은 혈관 관련 질환이 동반된 경우에 더 증가한다.

발기부전과 심혈관계 질환은 초기에는 먼저 혈관의 안쪽 면을 덮고 있는 혈관내피세포의 장애로 오고, 후기에는 죽상경화로 인해 혈관이 완전히 막히는 혈관폐색이라는 이상을 보인다는 점에서 비슷하다. 따라서 관상동맥의 장애로 협심증이 나타나는 것처럼 발기부전은 음경 혈관의 장애로 나타나는 혈관 질환이라고 할 수 있다.

발기부전과 심혈관계 질환은 노화, 이상지질혈증, 고혈압, 당뇨, 흡연, 비만, 우울증 등과 같은 위험 인자를 가지고 있으며, 공통된 원인으로 내피세포장애를 들 수 있다.

결과적으로 발기부전이 있는 남성은 관상동맥 질환, 말초혈관 질환의 발생률이 높으며, 마찬가지로 관상동맥 질환이 있는 남성은 높은 발기부전 발생률을 보인다. 발기부전 환자는 대부분 심혈관계 질환의 위험 인자를 하나 이상 가지고 있다.

발기부전은 심혈관계 질환과 위험 인자가 같을 뿐 아니라, 심혈관계 질환의 발생률을 높이는 위험 인자다. 3만 6,000여 명의 환자를 대상으로 한 연구에 따르면 발기부전은 심혈관계 질환의 위험성은 1.48배, 관상동맥 질환의 위험성은 1.46배, 뇌졸중의 위험성은 1.35배 높인다고 한다.

당뇨병 환자를 대상으로 심근경색 비율을 조사한 결과, 발기부전이 동반된 경우에는 88.2퍼센트, 발기부전이 없는 경우에는 42.1퍼센트로 나타났다. 발기부전 증상이 심근경색 등과 같은 심혈관계 질환이 생기기 3~5년 전에 나타난다는 점도 발기부전이 심혈관계 질환의 위험 인자임을 시사해 준다.

표 1 발기부전이 심혈관계 질환의 조기 신호라는 근거

- 혈관내피세포부전이라는 병인을 공통적으로 가지고 있다.
- 발기부전의 중증도는 관상동맥 질환의 중증도와 비례한다.
- 발기부전이 동반된 경우 더 심한 관상동맥 질환이 발생한다.
- 상당수의 남성에서 발기부전이 관상동맥 질환에 선행해서 나타난다.
- 발기부전 증상은 가슴 통증 등의 관상동맥 질환 증상보다 평균 2~3년 전에 발생한다.
- 발기부전 증상은 심근경색 등과 같은 심혈관 사고보다 평균 3~5년 전에 발생한다.
- 발기부전은 심혈관계 질환으로 인한 사망률을 높인다.

심혈관계 질환의 조기 신호

최근 연구 결과에서는 발기부전이 심혈관계 질환의 조기 신호임을 시사하고 있다(표 1). 55세 이상의 남성 9,457명 중 발기부전이 없는 4,247명의 남성을 대상으로 발기부전과 심혈관계 질환의 발생 여부를 3개월 간격으로 5년 이상 관찰한 결과 2,420명에게서 발기부전이 발생했다. 이러한 발기부전은 미래에 발생하는 심혈관계 질환, 즉 심근경색, 관상동맥 시술, 심장기능상실, 심장마비, 부정맥 등의 위험성을 1.25배 높인다.

심혈관계 질환의 발생 위험도는 발기부전이 있었던 환자를 포함하면 1.45배로 더 높다. 이를 해석하면 발기부전의 발생은 그 자체로 심혈관계 질환 발생에 영향을 미친다고 할 수 있다.

관상동맥 질환이 없는 당뇨병 환자 2,306명을 4년 이상 지속적으로 관찰한 결과, 발기부전이 없는 남성보다 발기부전이 있는 남성의 관상동맥 질환 발생률이 1.58배 더 높았다. 한편, 갑작스러운 가슴 통증으로 병원을 찾아 관상동맥 질환 진단을 받은 환자 300명을 대상으로 조사한 결과를 살펴보면 약 67퍼센트가 발기부전 증상이 관상동맥 질환 증상에 비해 평균 39개월 정도 선행해서 나타났다는 것을 알 수 있었다. 특히 발기부전은 고령층보다는 젊은 층의 관상동맥 질환을 더 정확히 예측했다.

발기부전이 있는 40세 미만의 남성인 경우 죽상경화로 인한 심혈관계 질환의 발생률이 7배 더 높은 것으로 나타났다. 앞으로 발기부전은 젊은 남성의 심혈관계 질환의 발생을 예측하는 데 유용한 지표가 될 것이다.

발기부전이 심혈관계 질환보다 선행해서 나타나는 이유로는 음경 혈관이 관상동맥 등에 비해 지름이 작기 때문에 죽상경화로 인해 먼저 막힌다는 가설이 제시되고 있다.

♡ 발기부전은 심혈관계 질환으로 인한 사망률을 높일까?

15년 동안 1,709명의 남성을 관찰한 연구에서는 발기부전을 동반한 경우가 그렇지 않은 경우에 비해 전체 사망률과 심혈관계 질환으로 인한 사망률이 각각 26퍼센트, 43퍼센트 증가했다.

 1,549명의 남성을 대상으로 한 전향적 연구에서는 발기부전을 동반한 경우 심근경색의 빈도 및 심혈관계 질환과 관련된 사망률이 현저하게 높았다. 또한 중증 발기부전의 경우는 발기부전이 없거나 경증인 경우에 비해 심혈관계 질환과 관련된 사망률이 1.83배, 전체 사망률이 2.46배 더 높은 것으로 나타났다.

 10년 동안 심혈관계 질환이 발생할 위험도는 발기부전을 동반한 경우가 그렇지 않은 경우에 비해 1.3~1.6배 높았고, 이는 심근경색 가족력이 있는 경우의 1.4배와 견줄 만하다. 따라서 발기부전은 다른 심혈관계 질환의 위험 인자와 마찬가지로 심혈관계 질환과 관련된 사망률을 강력하게 높인다는 것을 알 수 있다.

 55세 이상 당뇨병 환자 6,304명을 5년 이상 관찰한 결과에 따르면 발기부전을 동반한 경우 관상동맥 질환, 뇌혈관 질환, 심혈관계 질환의 발생률이 각각 1.35배, 1.36배, 1.19배 증가했다. 2만 2,000여 명의 당뇨병 환자를 대상으로 발기부전이 심혈관계 질환 및 심혈관계 질환의 발생에 미치는 영향을 알아보는 연구에서는, 발기부전을 동반한 당뇨병 환자에게서 관상동맥 질환 및 심혈관 사고의 위험성이 각각 1.72배, 1.74배 증가했다.

 당뇨병 환자에게 발기부전은 심혈관계 질환의 위험성을 현저하게 높이는 요인이다. 따라서 발기부전을 동반한 당뇨병 환자인 경우 심혈관계 질환 및 그 위험 인자를 조기에 발견할 수 있도록 적극적으로 노력하고 치료해야 한다. 그래야 조금이라도 위험성을 줄일 수 있다.

💗 생활습관 개선이 발기부전에 미치는 영향

발기부전은 상당수 남성에게 관상동맥 질환에 비해 평균 2~3년 선행해서 나타나므로 이 기간 동안에 심혈관계 위험 인자에 대해 적극적으로 치료해야 한다. 금연, 규칙적인 운동, 체중 감량, 건강식이, 절주 등과 같은 생활습관 개선은 심혈관계 질환의 위험을 감소시키고 발기력을 개선시키는 데 도움이 된다. 또한 약물요법을 이용한 심혈관계 위험 인자의 감소도 심혈관계 질환뿐 아니라 발기부전을 호전시키는 것으로 보고되고 있다.

관상동맥 질환자를 대상으로 한 연구에 따르면 금연은 전체 사망률을 36퍼센트 감소시킨다고 한다. 규칙적인 운동은 고지혈증, 혈압, 인슐린 저항성, 내피세포 기능 등에 대해 좋은 효과를 나타내는데, 규칙적인 운동을 한 군이 운동을 안 한 군에 비해 당뇨 및 관상동맥 질환 발생률이 30~50퍼센트 감소했다. 또한 체중 감량은 심혈관계 위험 인자를 개선시키고, 관상동맥 질환으로 인한 사망률을 36퍼센트 감소시켰다.

비만을 동반한 발기부전 환자 110명을 대상으로 한 연구에서 섭취 열량 감소 및 운동량 증가를 통해 체중을 감량한 군과 운동 및 건강식이에 대한 일반적인 교육만 받은 대조군을 2년 후에 비교한 결과 체중 감량군이 대조군에 비해 발기력이 개선되었다. 그리고 약 740명의 환자를 대상으로 생활습관 개선과 심혈관계 질환 위험 인자에 대한 약물요법을 시행한 결과 대조군에 비해 발기력이 현저하게 개선되었다.

대부분의 남성은 심혈관계 질환을 늦게 인지하지만, 발기부전의 경우 초기에 쉽게 인지할 수 있다. 따라서 발기부전이 심혈관계 질환의 조기 신호가 된다는 점을 교육한다면 조기에 심혈관계 위험 인자를 발견하고 이에 대한 치료를 빨리 시작할 수 있을 것이다. 또한 생활습관 개선은 발기부전의 개선과 심혈관계 위험 인자를 감소시키는 데 중요한 예방 효과가 있다.

성생활은 심혈관계 질환에 어떤 영향을 미칠까?

성생활에서 전희 시에는 혈압과 맥박이 약하게 증가하지만 오르가슴 시에는 일시적으로 많이 증가한다. 맥박은 130회 정도까지, 혈압은 수축기에 170$mmHg$까지 증가할 수 있다. 협심증 환자가 성관계 시에 가슴 통증이 오거나 심혈관계 질환으로 사망하는 경우는 5퍼센트 이하로 드물다.

급성 심근경색의 경우 성관계가 심근경색의 위험도를 2.7배 정도 높이는 것으로 알려져 있다. 그러나 실제적으로 성관계로 인한 급성 심근경색이 발생하는 경우는 채 1퍼센트도 되지 않는다. 급성 심근경색을 겪은 환자를 성관계를 지속적으로 하는 군과 운동을 규칙적으로 하는 군으로 나눠 비교한 결과 심근경색의 재발률이 각각 10퍼센트, 3퍼센트로, 성관계를 지속적으로 하는 군에서 높았다.

전체 급사 중에 약 0.6퍼센트는 성관계 중에 발생한다고 한다. 성관계 중에 사망한 사람 중에는 남성이 90퍼센트 이상을 차지한다. 미국 심장학회의 가이드라인에 따르면 안정적인 심혈관계 질환자는 일상생활에 큰 지장이 없는 정도의 병증이라면 보통 정상적인 성생활이 가능하다고 한다.

운동할 때 가슴 통증을 느끼거나, 호흡곤란 같은 가벼운 심장기능 상실 증상이 있거나, 경증 또는 중등도 심장판막 질환자, 심근경색 후에 증상이 없는 환자, 관상동맥 시술 후 안정적인 환자, 선천성 심장 질환자는 심혈관계 질환에 대한 정밀 검사 없이 성생활이 가능하다.

급성 심근경색을 겪었다고 해도 일상생활에서 증상이 없다면 1~4주 후에는 성생활이 가능하다. 관상동맥 시술을 받은 경우에는 수일 후부터는 정상적인 성생활이 가능하다. 관상동맥 우회술을 받은 경우에는 6~8주 후에 성생활이 가능하다.

그러나 심한 가슴 통증이 반복적으로 나타나거나 치료해도 가슴 통증이 있는 경우에는 성생활을 피할 것을 권고한다. 경한 심장기능상실 증상이 있는 경우라면 성생활이 가능하지만 100미터만 걸어도 숨이 가쁠 정도로 심한 심장기능상실 증상이 있는 경우라면 성생활을 피하는 것이 좋겠다.

약물 치료와 비아그라

심혈관계 질환을 치료하기 위하여 투여하는 베타 차단제는 발기부전의 주요한 원인으로 알려져 있었지만 최근에는 베타 차단제보다는 심리적인 원인이 발기부전에 더 많은 영향을 미친다고 알려져 있다. 치아자이드, 스피로락톤과 같은 이뇨제도 리비도를 떨어뜨려서 발기부전에 영향을 미치는 것으로 알려져 있다.

이런 약제로 인한 발기부전의 경우에는 약제를 바꾸거나 발기부전 치료제인 비아그라와 같은 약제를 투여하여 치료할 수 있다. 협심증 치료제인 나이트레이트 계통의 약제는 발기부전 치료제와 함께 처방해서는 안 되고, 24시간 안에 투여하는 것은 심한 저혈압 증상을 불러올 수 있다. 알파 차단제와 함께 투여할 때에는 혈압이 지나치게 떨어질 수 있으므로 주의해야 한다. 부정맥 치료제와의 병용도 주의해야 한다.

안정적 심혈관계 질환자인 경우에는 발기부전 치료제를 투여해도 안전하다. 그러나 심한 대동맥판막협착증과 비후성 심근염인 경우에는 주의해야 한다. 국소적인 여성 호르몬 에스트로겐 제제는 심혈관계 질환자에게 사용해도 안전하다.

발기부전과 심혈관계 질환은 위험 인자가 동일하고, 혈관내피세포부전이라는 원인을 공통적으로 가지고 있다. 또한 발기부전 증상은 치명적인 심혈관계 질환의 조기 신호라고 할 수 있다. 따라서 발기부전 환자라면 모두 면밀한 의학적 평가를 통해 심혈관계 질환의 위험성을 평가받아야 한다.

심혈관계 질환으로 인한 사망과 발기부전은 밀접한 관련이 있으므로 심혈관계 질환자를 대상으로 발기부전 여부를 조사하는 것이 도움이 될 것이다. 따라서 발기부전과 심혈관계 질환의 관련성에 대한 이해의 폭을 넓히고, 이를 토대로 이 질환의 위험 인자를 조기에 발견하여 개선할 수 있어야 한다.

운동 및 체중 감량 등 생활습관을 개선하면 삶의 질을 향상시킬 뿐만 아니라 차후 생명 연장에도 기여할 수 있으나 항상 주의를 기울여야 할 것이다.

심혈관계 질환자에게 성생활은, 안정적인 상태라면 문제가 되지 않지만, 심한 가슴 통증이나 호흡곤란의 증상이 있다면 정확한 검사를 받은 후에 하는 것이 바람직하다.

발기부전제는 심혈관계 질환자에게 안전하게 투약이 가능하지만 나이트레이트, 알파 차단제와 함께 투여하거나, 심한 대동맥판막협착증, 비후성 심근염인 경우에는 주의하여 투약해야 한다.

실제로 심혈관계 질환을 치료하는 약제들이 발기부전의 원인인 경우는 드물고, 주로 심리적 문제로 인한 발기부전이 더 많으므로 정신과적 진료도 발기부전 치료에 중요하다고 할 수 있다.

건강한 심장을 위한
생활 수칙 10가지

계명대학교 동산병원 심장내과 분과장 **남창욱**

지금까지 심혈관계 질환 예방을 위한 다양한 방법을 알아보았다. 이제는 대한심장학회에서 발표한 '심혈관 질환 예방을 위한 10계명'을 토대로 건강한 심장 만들기의 구체적인 방법을 하나씩 간략하게 정리해 보고자 한다.

💚 담배를 멀리한다

금연은 심장 건강을 유지하는 첫 번째 조건이다. 흡연은 동맥경화증 및 암의 주요 위험 요인이고, 담배를 하루에 반 갑만 피워도 심혈관계 질환의 위험이 약 3배 증가한다.

간접흡연 역시 심혈관계 질환의 위험을 높일 수 있다. 고혈압 환자의 경우, 흡연이 혈압을 상승시키므로 혈압 조절을 어렵게 만든다.

흡연은 혈관내피세포의 기능장애를 유발하고, 죽상경화반의 발생 및 불안정화를 촉진시켜 관상동맥 경련을 유발하고, 협심증과 급성 관상동맥증후군의 발생을 높여 심장 돌연사를 일으킬 수 있다. 이외에도 대동맥의 동맥경화증과 말초동맥 질환의 위험성 및 뇌경색 및 뇌출혈의 위험성도 높인다. 뿐만 아니라 교감신경과 부교감신경의 불균형을 불러와 부정맥과 그에 따른 심장 돌연사의 위험도 높인다.

최근 연구에 따르면 흡연자는 비흡연자보다 13~14년 일찍 사망하며, 1년 동안 하루에 담배 1개비를 덜 피우면 약 67시간의 수명을 연장한 것이나 마찬가지라고 한다. 자신의 금연 의지를 주변에 알려 도움을 받는 것도 좋으며, 금연 프로그램에 가입하거나 운동이나 취미 생활, 종교 활동 등 스트레스를 해소하는 방법을 찾는 것도 도움이 된다. 필요에 따라서는 의사와 상의하여 금연에 도움이 되는 약물 치료도 고려해 볼 수 있다. 하지만 무엇보다도 흡연의 해악을 인지하고 반드시 금연에 성공하고자 하는 굳은 결심이 최우선이다.

♡ 적정 체중을 유지한다

우리나라도 비만 인구가 급격히 늘어나고 있다. 비만의 원인으로는 운동량 부족과 식생활의 서구화를 들 수 있다. 체내에 지방이 과도

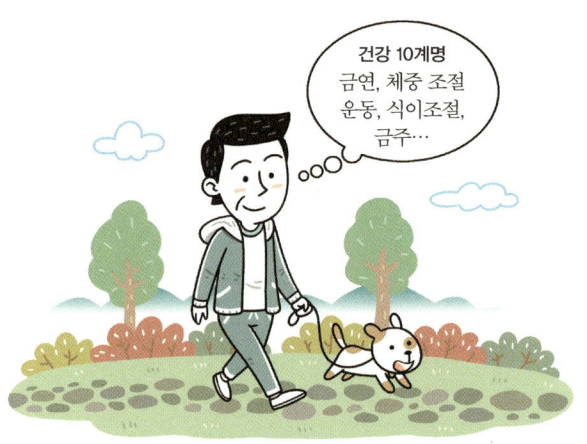

그림 1 규칙적인 운동으로 적정 체중 유지

하게 축적되는 증상인 비만은 이제 하나의 질병으로 인식되고 있다.

비만은 혈당을 낮추는 인슐린의 기능을 떨어지게 하여, 세포가 포도당을 효과적으로 연소하지 못하게 되는 인슐린 저항성을 높인다. 인슐린 저항성이 높을 경우, 인체는 필요 이상의 인슐린을 만들어 내고, 이로 인해 당뇨병은 물론 고혈압, 고지혈증, 심장병까지 초래할 수 있다. 또한 비만은 심혈관계 질환 등의 성인병이나 만성 질환의 주요 위험 인자로 알려져 있다. 그중에서도 복부에 지방이 과도하게 축적되는 복부비만이 가장 위험한 인자라고 할 수 있다.

비만의 진단과 평가는 주로 신장과 체중을 이용하는 비만도, 체질량지수, 체지방량 등을 측정하는 체성분 분석을 이용하는데, 그중에서도 몸무게(kg)를 키(m)의 제곱으로 나눈 체질량지수(kg/m^2)가 가장 널리 사용되고 있다.

  아시아인의 경우, 체질량지수가 18.5~22.9kg/m² 사이이면 정상 범위로 보며, 23~24.9kg/m² 사이이면 과체중, 25kg/m² 이상이면 비만이라 정의하고 있다.

  허리둘레는 복부비만 평가에 유용한데, 세계보건기구의 권고 방법에 따라, 갈비뼈 하단부와 골반뼈를 구성하는 세 개 뼈 중 하나인 엉덩뼈의 위쪽 가장자리를 손으로 만지면 만져지는 장골능(엉덩뼈능선) 상단부의 중간 부위의 둘레를 측정하는데, 우리나라 남자의 경우 90센티미터 이상, 여자의 경우 85센티미터 이상이면 복부비만으로 정의하고 있다.

  복부비만은 대사증후군, 이상지질혈증, 고혈압, 심혈관계 질환의 강한 예측 인자라고 보고되고 있으므로 꾸준한 식이요법과 운동요법을 통하여 균형 있는 체형 관리를 하는 것은 심장 건강에 매우 중요하다.

♡ 규칙적으로 운동한다

규칙적인 운동은 스트레스 해소, 혈압 및 체중 감소에 효과가 있고, 심폐 기능을 향상시킨다. 또한 좋은 콜레스테롤을 증가시키고 나쁜 콜레스테롤과 중성지방을 낮추는 효과가 있으며, 미주신경(뇌신경으로 운동과 지각의 두 섬유를 포함하며 내장의 대부분에 분포되어 있는 신경으로, 부교감신경 중 가장 크다)의 기능을 활성화시켜 안정 시 맥박수가 낮아지고, 운동이 끝난 후에는 빠른 회복을 유도하여 심장 건강에 도움이 된다.

운동 횟수는 일주일에 3~5회 정도가 좋고, 운동 시간은 30~60분 가량이 적당하며, 땀이 조금 나고 숨이 조금 가쁜 정도로 운동할 것을 권하고 있다. 연령과 신체 기능에 따라 적당한 운동 강도가 다를 수 있으므로 개인의 역량에 맞추어 꾸준히 하는 것이 좋다.

운동 강도는 자신의 맥박수를 이용하여 측정할 수 있는데 '220-자신의 나이'를 최고 맥박수로 가정하면 된다. 심장 질환이 있는 사람의 경우에는 심기능장애 정도에 따라 최고 맥박수의 65~85퍼센트 정도로 하면 된다.

운동의 종류는 팔굽혀펴기, 아령 들기, 역기 들기, 윗몸일으키기와 같은 근력 운동보다는 걷기, 빨리 걷기, 조깅, 자전거 타기, 수영, 계단 오르기, 맨손체조, 가벼운 등산과 같은 유산소 운동을 권장한다.

하지만 과거와 달리 근력 운동 역시 기초대사량을 높이는 중요한 운동으로, 심장 질환자라고 이를 제한하지는 않으므로 급성기 질환이 없는 한 적절한 강도의 근력 운동을 고려해 볼 수 있다.

또한 운동을 할 때는 가벼운 준비운동부터 시작하고 스트레칭 등으로 마무리할 것을 권한다. 어디까지나 운동은 심장의 건강을 뒷받침하기 위한 습관인 만큼, 지나친 경쟁이나 무리한 계획을 피하고 본인의 능력을 크게 벗어나지 않도록 즐기면서 하는 것이 중요하다.

💚 채소를 충분히 섭취한다

채소와 과일은 대부분 영양분이 풍부하고 칼로리가 낮으며 식이섬유 함유량이 높다. 채소, 과일, 도정하지 않은 곡물(현미, 잡곡 등), 콩류는 다양한 복합 탄수화물, 섬유질, 칼륨, 비타민, 항산화제 등의 미세 영양소를 함유하고 있어 혈압을 낮추고 당 및 지질 대사를 촉진하며, 심혈관계 질환의 발병 위험을 낮추는 것으로 알려져 있다.

시금치, 당근, 복숭아, 딸기와 같이 특히 색상이 뚜렷한 채소와 과일은 감자나 옥수수에 비해 미세 영양소가 풍부하다. 채소와 과일은 반드시 섭취해야 하지만, 채소나 과일에 고칼로리 소스나 소금, 설탕 등을 넣어 조리한 음식은 가급적 피하는 것이 현명하다. 또한 비만, 당뇨병 등 칼로리 조절이 필요한 경우에는 과일의 섭취를 적절히 조절할 필요가 있다. 나아가 과일보다는 채소의 비율을 높이는 것이 좋겠다.

💚 염분, 단순 당, 적색 육류, 트랜스지방 섭취를 제한한다

혈액 내의 나트륨 농도가 높아지면 동맥이 수축하고 삼투압 현상에 의해 체내에 수분이 증가하여 혈압이 상승할 수 있다. 이는 고혈압의 주요 메커니즘 중 하나다. 이런 경우 심장에 부담을 줄 수 있고, 이 상태가 계속되면 심부전으로 진행될 수 있다.

나트륨 권장량은 하루에 2그램인데, 심장기능상실 환자의 경우에는 하루에 1~1.5그램까지 더욱 제한된 섭취를 권한다. 이를 일상에서 사용하는 소금을 기준으로 바꿔 보면 권장량은 5그램 정도인데 주로 간장으로 밑간을 하는 국과 반찬을 먹는 우리나라 사람들은 조금만 짜게 먹어도 하루에 섭취하는 소금의 양이 10그램을 웃돈다. 저염식이를 실천하려면 가장 먼저 식탁에서 소금을 치우고, 가급적이면 간장, 칠리 소스 같은 짠 음식 첨가물을 빼고, 음식의 풍미를 높일 수 있는 레몬 주스, 식초, 허브와 같은 첨가물을 사용할 것을 권한다.

과당이 많은 옥수수 시럽 등 당이 첨가된 캔디, 초콜릿, 과자나 음료수를 많이 먹으면 섭취 칼로리가 높아지고, 이를 신체 활동으로 모두 소모하지 못하면 대부분 지방으로 전환되어 체내에 축적되어 비만과 이상지질혈증의 원인이 된다. 또한 당뇨병과 심혈관계 질환을 유발할 수 있다.

세계보건기구 권고안에 따르면 지방은 전체 칼로리의 30퍼센트 미만으로 섭취해야 하고, 그중 포화지방산은 10퍼센트 미만으로 하되, 트랜스지방산은 가급적이면 섭취하지 않는 것이 좋다고 한다.

포화지방산은 체내 콜레스테롤 수치를 상승시키고 관상동맥 질환에 대한 위험성을 높이지만 불포화지방산은 오히려 혈중 콜레스테롤을 낮추는 데 효과적이다. 따라서 포화지방산이 많은 동물성 적육류(곱창, 갈비살, 삼겹살, 베이컨 등), 버터, 크림, 가공 치즈, 팜유나 코코넛유로 만든 제과 제빵류보다는 불포화지방산이 많은 홍화, 해바

라기, 옥수수, 콩기름, 카놀라유, 올리브유 등을 섭취하는 것이 좋다.

콜레스테롤은 세포막과 호르몬 합성에 이용되며 우리 몸에서도 합성되는 물질로, 적정량은 우리 몸을 유지하기 위해 꼭 필요하지만, 과다할 경우에는 혈관 내벽에 침착되어 동맥경화의 원인이 된다. 따라서 콜레스테롤을 하루에 300밀리그램 이하로 섭취할 것을 권하고, 혈중 콜레스테롤 수치가 높거나 심장 질환을 앓고 있다면 하루에 200밀리그램 이하로 섭취할 것을 권한다.

하지만 섭취조절로 혈중 콜레스테롤을 조정하는 것에는 한계가 있으므로 콜레스테롤 수치가 병적으로 높다고 판단될 경우에는 꼭 필요한 약물치료 및 식이조절을 하는 것이 바람직하다.

등푸른 생선과 견과류를 섭취한다

생선, 특히 등푸른 생선에는 오메가-3 지방산 중에서도 에이코사펜타엔산EPA 및 도코사헥사엔산DHA이 다량 포함되어 있다. 이는 중성 지방 수치를 낮추고, 안정 시 맥박수와 혈압을 떨어뜨리며, 혈관 기능을 호전시키는 효과가 있으므로 심혈관계 질환으로 인한 사망과 급성 심장사를 감소시킬 수 있는 것으로 알려져 있다. 그래서 일주일에 2회(약 230그램) 이상 생선을 먹을 것을 권장한다.

하지만 수은이나 염화바이페닐과 같은 유기 복합체의 축적 가능성이 있는 상어, 황새치, 삼치, 옥돔과 생선 등은 어린이와 임산부는 섭취를 조절하는 것이 좋다.

견과류는 식물성 단백질과 식이섬유, 알파-토코페롤, 엽산, 마그네슘 등의 요소가 풍부하고, 불포화지방산 대 포화지방산의 비율이 높은 식품으로 총 콜레스테롤과 나쁜 콜레스테롤 수치를 떨어뜨리는 효과가 있다.

💚 술은 하루에 두 잔 이상 마시지 않는다

알코올은 혈압을 올리거나 부정맥을 악화시킬 수 있으며, 알코올을 과도하게 만성적으로 섭취할 경우 심장근육이 약해지고 늘어나서 생기는 알코올성 심근증의 원인이 되기도 한다.

알코올성 심근증은 질환 초기에 금주하면 증상이 뚜렷하게 개선된다. 진행이 중지되거나 좌심실의 수축 기능이 회복되기도 한다. 그러나 지속적으로 술을 마시면 일부는 사망에 이를 수 있다.

술을 적절히 조절해서 마신다면 심장 건강에 해가 되지 않고 좋은 콜레스테롤을 상승시킬 수 있다고도 하지만, 알코올은 중독성이 있을 뿐 아니라 다량을 섭취할 경우에는 건강에 심각한 해를 끼치므로 심혈관계 질환을 줄일 목적으로 섭취를 권하지는 않는다.

허용하는 하루 알코올 적정량은 일반적으로 남자의 경우 한 잔에서 두 잔 정도이고, 여자의 경우 한 잔 정도다(맥주는 360밀리리터, 와인은 120밀리리터, 50도 술은 30밀리리터). 그 이상 마시게 되면 심장 건강을 해칠 수 있고, 사람마다 알코올을 대사하는 속도가 다르므로 무턱대고 몸에 맞지 않는 술을 허용량까지 마시면 건강을 해칠 수 있다. 따라서 술을 절제하지 못하거나 몸에 거부반응이 나타난다면 아예 술을 마시지 않는 것이 가장 좋다.

💗 스트레스와 우울을 멀리한다

현대인들은 과중한 업무와 바쁜 일상 때문에 많은 스트레스에 노출되어 있다. 급성 스트레스는 드라마에서 보듯이 심혈관계 질환의 원인이 될 수 있는데, 경화반의 파열과 혈전을 형성해 심근허혈이나 부정맥을 유발하여 갑자기 심혈관계 질환을 일으키거나 악화시킬 수 있다.

또한 만성 스트레스는 신체 스트레스 호르몬 조절 장기(시상하부 뇌하수체 부신 축)에 과잉 자극을 주고 행동 변화를 일으켜 심혈관계 질환을 만성으로 진행시키거나 악화시킬 수 있다.

심혈관계 질환의 위험이 높은 환자는 기존의 전통적인 위험 요인뿐 아니라 가정과 직장 내 스트레스 요인과 사회적 고립, 우울이나 불안, 증오나 분노 등의 감정 상태 등 사회심리적 스트레스 요인에 대한 평가도 필요하다.

또한 심인성 심혈관계 질환의 위험이 높은 환자는 스트레스 감소를 위한 이완요법 등 다양한 생활 개선과 행동요법을 실행할 것을 권한다.

　많은 환자들이 스트레스를 흡연이나 음주 등 부정적인 방법으로 해결하고자 하지만 이는 상황을 더 악화시킬 뿐이므로 잠을 푹 자거나, 혹은 운동, 취미 활동, 종교 활동 같은 건강한 방법으로 해소하는 것이 현명하다.

　가장 가까이에 있는 가족과의 관계가 원만하고 친구들과 좋은 관계를 유지한다면 스트레스와 우울은 자연스럽게 멀어질 수 있다. 또한 주위에 심장병을 가진 환자가 있다면 배려 있는 자세가 치료에 많은 도움이 된다.

♡ 자연과 가까이 지낸다

자연은 그 자체로 마음의 평안을 안겨 주므로 가끔 삭막한 빌딩과 업무 환경에서 벗어나 산과 바다로 떠나야 한다. 여행이 아니더라도 스트레스가 쌓일 때 가까운 공원이나 산 등에서 자연을 즐긴다면 자신도 모르게 기분이 좋아지고 마음이 편안해짐을 느낄 수 있을 것이다.

　맑고 상쾌한 자연의 공기를 깊이 들이마시며 산책을 하다 보면 저절로 심폐 기능이 좋아질 것이다. 황사와 같은 공해가 심할 때 급성 심장사가 더욱 많아진다는 보고도 있는 만큼 자연을 가까이 하다 보면 스트레스 감소 효과뿐 아니라 심장 건강까지 챙길 수 있을 것이다.

♡ 건강검진을 정기적으로 받는다

'소 잃고 외양간 고친다'는 속담이 있듯 심장 질환이 발생한 후에는 다시는 전으로 되돌아갈 수 없으므로 병이 발생하기 전에 건강검진을 통해 심장 질환의 위험 인자와 심장의 이상 징후를 조기에 발견하고 치료하는 것이 매우 중요하다.

　연령이 올라갈수록 심장 질환의 위험도 높아지므로, 매년 직장이나 건강보험공단에서 시행하는 검진을 꾸준히 받는 것이 좋다. 이미 고혈압, 당뇨병, 고지혈증 등으로 병원 진료를 정기적으로 받고 있다면 주치의와 상의하여 질환과 관련된 심장 이상을 규칙적으로 점검받자.

　심장 건강과 관련하여 꼭 챙겨야 하는 검사는 키·몸무게·허리둘레와 같은 신체 계측치, 혈압, 맥박수, 콜레스테롤 수치, 혈당 수치, 심전도, 흉부 엑스선 사진 등이다. 이상의 검사에서 이상 소견이 관찰된다면 추가로 정밀 검사를 시행하여 심장 질환을 진단받고 필요한 치료를 받아야 한다.

　건강한 심장을 위해 앞서 정리한 대한심장학회에서 발표한 '심혈관 질환 예방을 위한 10계명'을 지킨다면 단순히 심장만 건강해지는 것이 아니라 몸과 마음이 모두 건강해질 수 있으며, 병을 예방하고 건강한 삶을 살아갈 수 있는 원동력이 될 것이다.

병에 대해 잘 알고 치료하는 것도 중요하지만 좋은 몸 상태를 유지하여 병을 이겨내고 나아가 예방할 수 있게 하는 것이 훨씬 중요하다.

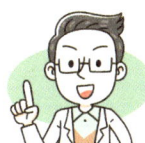

이것만 지키면 평생 건강하고 행복하게 살 수 있어요!

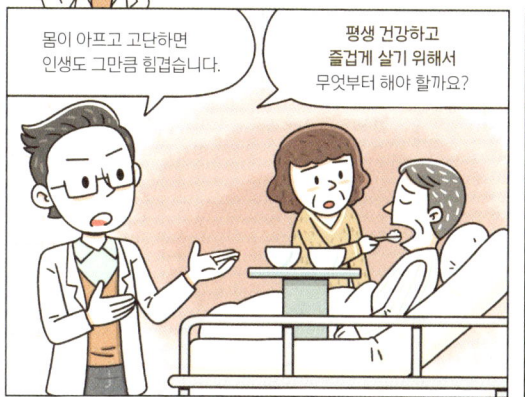

몸이 아프고 고단하면 인생도 그만큼 힘겹습니다.

평생 건강하고 즐겁게 살기 위해서 무엇부터 해야 할까요?

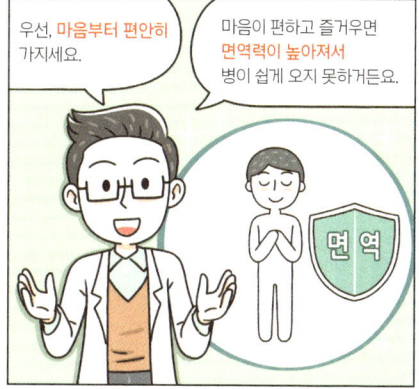

우선, **마음부터 편안히** 가지세요.

마음이 편하고 즐거우면 **면역력이 높아져서** 병이 쉽게 오지 못하거든요.

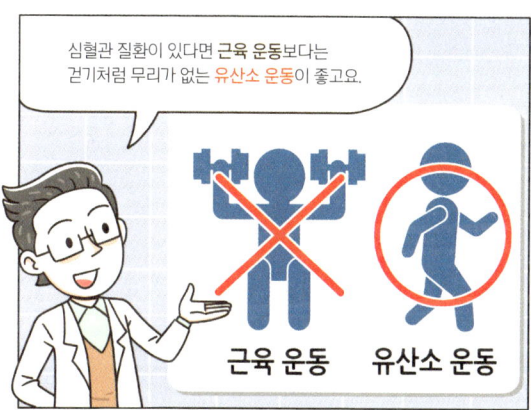

심혈관 질환이 있다면 **근육 운동**보다는 걷기처럼 무리가 없는 **유산소 운동**이 좋고요.

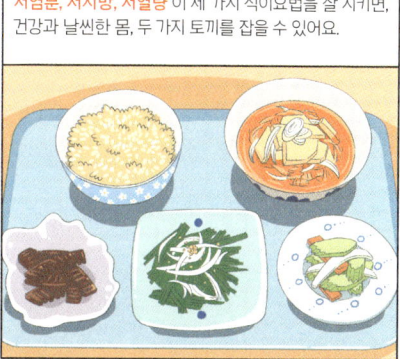

저염분, 저지방, 저열량 이 세 가지 식이요법을 잘 지키면, 건강과 날씬한 몸, 두 가지 토끼를 잡을 수 있어요.

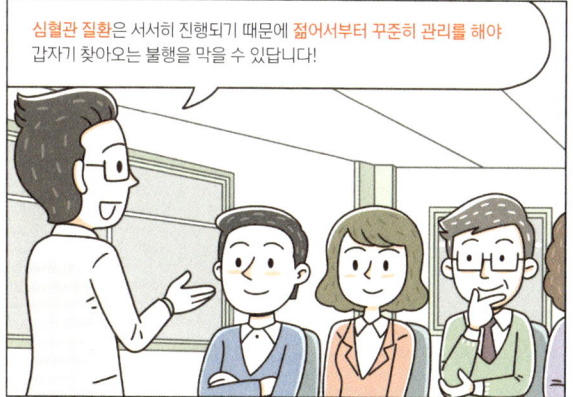

심혈관 질환은 서서히 진행되기 때문에 **젊어서부터 꾸준히 관리를 해야** 갑자기 찾아오는 불행을 막을 수 있답니다!

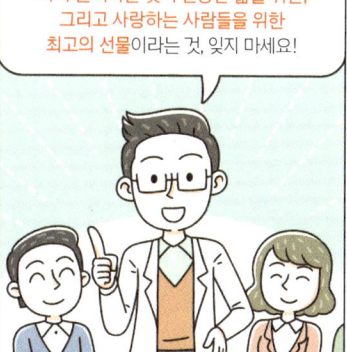

미리 준비하는 것이 건강한 삶을 위한, 그리고 사랑하는 사람들을 위한 **최고의 선물**이라는 것, 잊지 마세요!

나가며

이제는 건강한 삶을 위한
재테크를 할 때

매년 건강검진을 받고 결과지가 나오면 좌절하는 사람들이 많다. 작년에는 없던 위염이 생기거나, 혹은 지방간 판정, 혈압 수치가 평균치보다 높은 고혈압 판정을 받기도 한다. 평소 건강과 체력을 과신하던 사람들은 적잖이 충격을 받는다. 그 후 급하게 담배와 술을 끊고, 갑작스럽게 운동을 시작한다. 몸 관리의 효과는 몇 주 만에 나타나기도 한다. 약간 살이 빠지고, 늘 피로하던 안색이 좋아지며, 평소 무기력했던 하루도 활기차진다.

  매일 저녁 마시던 술만 끊어도 몸은 확실히 가볍다. 그러나 그것도 잠시에 불과하다. 우리의 몸은 쉽게 과거의 습관을 잊지 못하기 때문이다. 그래서 약간 건강이 회복된 후에는 이제 괜찮다는 생각에 사로잡혀 쉽게 옛 생활로 복귀한다. 끊었던 담배를 한두 개비씩

늘려 피우다가, 다시 반 갑, 한 갑 체제로 들어선다.

평생 담배 피워도 폐암에는 안 걸리더라, 하는 사람들에게 꼭 전하고 싶은 말이 있다. 단순히 담배가 폐에 나쁘다고 해서 의사들이 금연을 권하는 것이 아니다. 담배는 전반적인 몸의 체제를 무너뜨리고, 혈관 건강에도 영향을 준다. 장기 흡연자들이 갑자기 가슴 통증을 호소하는 것도 그 때문이다. 음주도 마찬가지다. 늘 꾸준히, 습관적으로 술을 마시는 사람들이 갑자기 가슴 답답증을 호소한다. 그런 사람들은 겉보기에는 멀쩡하지만 건강검진에서 고지혈증 및 혈관 노화 진단을 받기도 한다.

미국 심장학회는 2014년 기준 심혈관 질환으로 사망한 환자가 전 세계적으로 1,730만 명에 달한다고 발표했다. 한국에서도 전체 사망 원인 중 암 다음으로 심혈관 질환에 의한 사망자 수가 가장 높다.

우리는 이 책을 통해 심혈관계 질환 환자들이 바쁜 와중에 병가를 내어 받아야 하는 시술이나 수술 등 고통의 시간을 피하기 위해서는 무엇보다 평소 생활습관을 바꾸는 것이 가장 손쉽고, 또 장기적으로 보았을 때 가장 훌륭한 치료법이라 권한다. 세계보건기구(WHO)는 심혈관 질환에 의한 사망률의 75퍼센트 이상을 생활습관 교정으로 충분히 예방할 수 있다고 발표하기도 했다. 그만큼 올바른 생활습관이 우리 일생의 건강에 얼마나 중요한 영향을 주는지는 아무리 강조해도 지나치지 않다.

물론 이미 병증이 진행된 단계에서는 생활습관만으로 교정하기에는 늦은 감이 있다. 의사에게 치료가 필요하다는 진단을 받은 후에는 병원에서 처방한 약물 등을 무시하지 말고 잘 복용해 가면서 장기적으로 자신의 건강 상태를 체크하며 꾸준히 관리를 할 수 있어야 한다. 무엇이든 번갯불에 콩 볶듯 갑작스럽게 병이 완전히 치유되거나, 괜찮아지는 경우는 거의 없다. 무엇이든 꾸준한 관리가 기본 전제가 되어야 하는 것이 가장 중요하다.

평균 수명이 100세 시대인 지도 이미 옛말이고, 인간의 수명은 점차 길어지고 있다. 많은 이들이 노후 자금을 위한 재테크에 골몰하지만, 이제는 건강을 위한 재테크를 할 때다. 건강을 잃은 후에 부귀영화가 다 무슨 소용인가. 이미 건강을 잃은 사람들은 이 말을 절감할 것으로 생각한다. 건강한 몸은 곧 행복한 삶을 위한 초석이다. 지금부터라도 자신의 평소 생활습관을 되돌아보고, 교정하고 개선할 부분이 있으면 반드시 실천하자. 이제는 건강하고 행복한 삶을 위한 건강 재테크를 할 때다.

저자 소개

이 책을 집필한 **한국 최고의 심장내과 전문의 13인**
(가나다 순)

김기석 제주대학교병원 심장내과 전문의, 분과장

전문분야: 협심증, 심근경색증, 부정맥, 심부전, 혈관질환

학력 및 경력사항: 충북대학교 의과대학 졸업, 충북대학교 의과대학원 의학박사, 충북대학교병원 내과 전공의 및 순환기내과 전임의 역임, 제주대학교 의학전문대학원 부교수, 제주대학교병원 중환자실장 역임

김동운 충북대학교병원 순환기내과 전문의

전문분야: 고혈압, 심부전, 이상지질혈증, 허혈성 심질환

학력 및 경력사항: 서울대학교 의과대학 졸업, 서울대학교 의과대학원 석사 및 박사, 서울대학교병원 전공의 및 전임의, 미국 국립보건원 연수, 충북대학교병원 내과장, 충북대학교병원 권역심뇌혈관센터장, 충북대학교병원 진료처장, 충북대학교 의과대학장

김상현 보라매병원 순환기내과 전문의, 서울대학교 의과대학 교수

전문분야: 동맥경화, 고지혈증, 고혈압, 협심증, 심근경색증, 심부전
학력 및 경력사항: 서울대학교 의과대학 졸업, 서울대학교 의과대학원 석사 및 박사, 서울대학교 의과대학 내과학교실 조교수-부교수-교수, 보라매병원 순환기 내과장

나승운 고려대학교 구로병원 순환기내과 과장, 심도자실 실장, 심혈관중재시술연구소 소장

전문분야: 협심증, 심근경색증, 말초혈관질환
학력 및 경력사항: 고려대학교 의과대학 졸업, 고려대학교 내과학 석사, 고려대학교 의학과 박사, 고대구로병원 순환기내과 교수, 고려대학교 의료원 내과 전공의, 고려대학교 안암병원 순환기내과 전임의, 미국 워싱턴 호스피털센터 연구 교수

남창욱 계명대학교 동산병원 심장내과 분과장, 부교수

전문분야: 협심증, 심근경색증, 허혈성 심질환, 고혈압, 심부전
학력 및 경력사항: 계명대학교 의과대학 졸업, 계명대학교 내과학 석박사, 계명대학교 동산병원 심장내과 부교수, 일본 도요하시 연수, 미국 스탠퍼드대학병원 연수

박성지 삼성서울병원 순환기내과 전문의, 삼성서울병원 순환기내과 부교수

전문분야: 심장판막증, 여성 심혈관질환, 심장초음파 검사, 심부전, 고혈압, 고지혈증
학력 및 경력사항: 경상대학교 의과대학 의학과 졸업, 경상대학교 의과대학원 석사 및 박사, 경상대학교병원 순환기내과 전임의, 경상대학교병원 조교수 역임, 미국 메이오클리닉 연수, 삼성서울병원 부교수, 삼성서울병원 심장뇌혈관병원 이미징센터 간사

박용휘 경상대학교병원 내과순환기 전문의, 부교수

전문분야: 심근경색증, 협심증, 관상동맥질환, 관상동맥 중재시술, 심초음파
학력 및 경력 사항: 경북대학교 의과대학 졸업, 경북대학교 의과대학원 내과학 석사, 경북대학교병원 전임의, 경북대학교병원 임상교수, 경북대학교 의과대학원 내과학 박사, 성균관의대 마산삼성병원 순환기내과 조교수

박태호 동아대학교병원 순환기내과 전문의, 분과장, 교수

전문분야: 심근경색증, 심장초음파
학력 및 경력사항: 동아대학교 의과대학 졸업, 동아대학교병원 내과 전문의 수료, 동아대학교병원 순환기내과 전문의 수료

신준한 아주대학교병원 심혈관센터장, 교수

전문분야: 판막질환, 심근경색, 협심증, 심부전, 고혈압
학력 및 경력사항: 연세대학교 의과대학 졸업, 아주대학교병원 진료의뢰센터소장, 아주대학교병원 제2진료부원장, 아주대 의과대학 순환기내과 주임교수 겸 임상과장

우성일 인하대학교병원 심장내과 전문의, 인하대학교병원 심장내과 부교수

전문분야: 심근경색, 협심증, 심혈관 중재시술
학력 및 경력사항: 고려대학교 의과대학 졸업, 아주대학교 의과대학원 석사 및 박사, 아주대학교병원 내과 전문의 수료

유병수 연세대학교 원주기독병원 심장내과 전문의, 교수

전문분야: 심부전, 고혈압
학력 및 경력사항: 연세대 원주의대 심장내과 교수, 원주세브란스 기독병원 심장센터장

이한철 부산대학교병원 순환기내과 전문의, 부산대학교병원 순환기내과 기금부교수, 심혈관촬영실장

전문분야: 대동맥질환, 말초혈관질환, 협심증

학력 및 경력사항: 부산대학교 의과대학 졸업, 부산대학교 의과대학원 석사 및 박사, 삼성서울병원 내과 전공의 수련, 연세의료원 심장내과 임상강사 역임, 미국 펜실베이니아 대학병원 혈관수술센터 연수

최동주 분당서울대학교병원 심장혈관센터장, 서울대학교 의과대학 교수

전문분야: 심부전, 고혈압, 협심증

학력 및 경력사항: 서울대학교 의과대학 졸업, 서울대학교 의과대학원 의학박사, 경상대학교 교수, 미국 캘리포니아대학 샌디에고캠퍼스 교환교수

심장이
평생 건강을 좌우한다

초판 1쇄 2015년 11월 6일

| 지은이 | 최동주 외 12명

| 발행인 | 노재현
| 편집장 | 서금선
| 책임편집 | 조한별
| 디자인 | 권오경 김아름
| 조판 | 김미연
| 마케팅 | 김동현 김용호 이진규
| 제작지원 | 김훈일

| 일러스트 | 장동현

| 펴낸곳 | 중앙북스(주)
| 등록 | 2007년 2월 13일 제2-4561호
| 주소 | (135-010) 서울시 강남구 도산대로 156 jcontentree 빌딩 7층
| 구입문의 | 1588-0950
| 내용문의 | (02) 3015-4514
| 홈페이지 | www.joongangbooks.co.kr
| 페이스북 | www.facebook.com/hellojbooks

ISBN 978-89-278-0680-6 13510

- 이 책은 저작권법에 따라 보호받는 저작물이므로 무단 전재와 무단 복제를 금하며,
  책 내용의 전부 또는 일부를 이용하려면 반드시 저작권자와 중앙북스(주)의 서면 동의를 받아야 합니다.
- 책값은 뒤표지에 있습니다.
- 잘못된 책은 구입처에서 바꾸어 드립니다.